医圣千秋 草本神韵

周宏兴恭题

张永臣 著

华龄出版社
HUALING PRESS

图书在版编目（CIP）数据

医圣千秋·本草神韵 / 张永臣著 . -- 北京：华龄

出版社，2022.7

ISBN 978-7-5169-2286-6

Ⅰ . ①医… Ⅱ . ①张… Ⅲ . ①《本草纲目》—普及读

物 Ⅳ . ① R281.3-49

中国版本图书馆 CIP 数据核字 (2022) 第 098592 号

策划编辑	周宏兴		责任印制	李未圻
责任编辑	李 健		装帧设计	张 波

书　名	医圣千秋·本草神韵		作　者	张永臣
出　版 发　行	华龄出版社 HUALING PRESS			
社　址	北京市东城区安定门外大街甲 57 号		邮　编	100011
发　行	（010）58122255		传　真	（010）84049572
承　印	涿州市荣升新创印刷有限公司			
版　次	2022 年 9 月第 1 版		印　次	2022 年 9 月第 1 次印刷
规　格	787mm×1092mm		开　本	1/16
印　张	60.25		字　数	252 千字
书　号	ISBN 978-7-5169-2286-6			
定　价	198.00 元（全三册）			

序

《医圣千秋 本草神韵》

今年初夏，通过朋友介绍，我与永臣同志相识，他是山东省日照市巨峰镇人；曾供职于政府财政系统四十多年，担任过总会计师、珠心算协会常务理事职务。但是，令我无法想象的是，这位体型微胖、面容憨厚的山东"壮汉"，却是一位多产的诗人——近年来，他在报刊与网络上发表三万余首，点击量超五百万次，他还把去年出版的《三叶草》《公孙树》《凌霄花》绿叶三部曲三本诗集送我赏读。

然而，更令我惊奇的却是他的诗歌写作的另一创举！他从上世纪九十年代开始，对中国医药圣典《本草纲目》进行了艰苦的释读与研究，前后用了三年多时间，以《本草纲目》所涉列的千余个物种为题材，以古典七言律诗为形式创作了一千零一十九首诗作，可谓至今为止，中国第一位咏唱祖国医药圣典《本草纲目》的诗人。

《本草纲目》是李时珍耗费毕生心血，在冒险跋山涉水、实际采集考辨基础上，倾全家之力完成的本草巨著，所载药物 1892 种，新发现药物 374 种，收集药方 11096 个，绘制各种插图 1160 幅，共分为 16 部、60 类；既融入了作者亲历及其所总结的中医药知识，又考辨纠正了前人相关学说中大量差错；还搜集整理了大量民间方剂，吸纳了生物进化思想和丰富的临床经验。此外，他还引证古今经史书 440 种，巧妙引用不少著名诗人如王维、刘禹锡、梅尧臣、苏轼和陆游等的诗作，使之增强了可读性和趣味性。可以说：《本草纲目》是一部具有世界性影响的医药学巨著。达尔文称之为"古代中国百科全书"。我们称它为中国中药医药学的"圣经"也绝不为过。

把这样一部医药学圣典用诗的形式进行歌赞，没有丰厚的文化底蕴和广博知识，没有超常的毅力和恒心，是很难完成的。我曾问永臣为什么要把《本草纲目》写成"科普诗"？他这样回答我："我们中华民族后裔最应当感恩先人们留下的文化遗产，没有他们也就没有今天的我们！"这样看来，"感恩"是永臣写作的动力，也是千余首诗歌灵感的源泉！

通观永臣写的这些诗，合辙押韵，中规中矩。描写细致，把握准确，通俗易懂，简明扼要。较好地体现了《本草纲目》中物种的原貌、特性和药材的基本功能。为识读原著、了解熟悉各种本草的药效和采集时间等提供了方便。读了他的诗，对《本草纲目》的内容，能够有一个基本的掌握。可以说是一个诗化的科普读本。对传承和普及中医药知识，将起到很好的作用。

二零一九年习近平主席写给中国中医科学研究院成立六十周年的贺信中明确指出："中医药是中国古代科学的瑰宝，也是打开中华文明宝库的钥匙。中医药振兴发展迎来天时、地利、人和的大好时机，希望广大中医药工作者增强民族自信，攀登医药学高峰，深入发掘中医药宝库的精华。"

永臣说："习主席的讲话，对我是一个巨大的鼓励和鞭策，如果把中医药典集藏在博物馆、图书馆，活不起来，中医药知识不能在广大人民群众特别是青少年中普及，后果将是严重的。作为一个中国人，一个热爱中医药圣典《本草纲目》的人，一定牢记习主席的教诲，为弘扬国粹、传承五千年优秀传统文化贡献自己的全部心血和才智"。

最后，我亦成七绝一首，以作为本序之结语，并敬请永臣与诸友人斧正：

> 医圣千秋护众生，
> 良方本草有传承。
> 弘扬国粹尽心力，
> 大义情怀永赤诚。

周宏兴

二０二一年十一月八日

于京华崇石斋

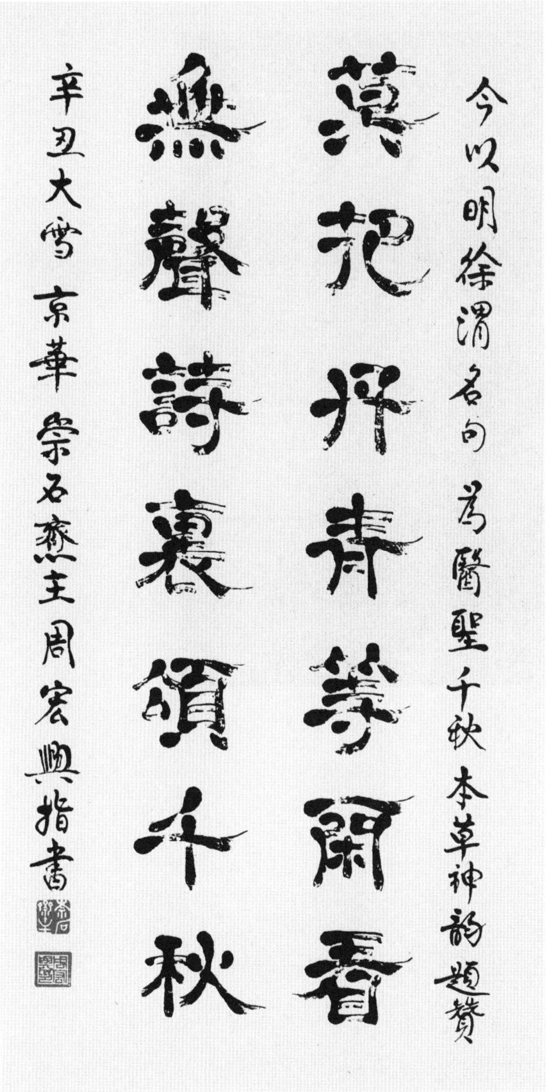

今以明徐渭名句 為醫聖千秋本草神韻題贊

莫把丹青開看
無聲詩裏頌千秋

辛丑大雪 京華崇石齋主周宏興指書

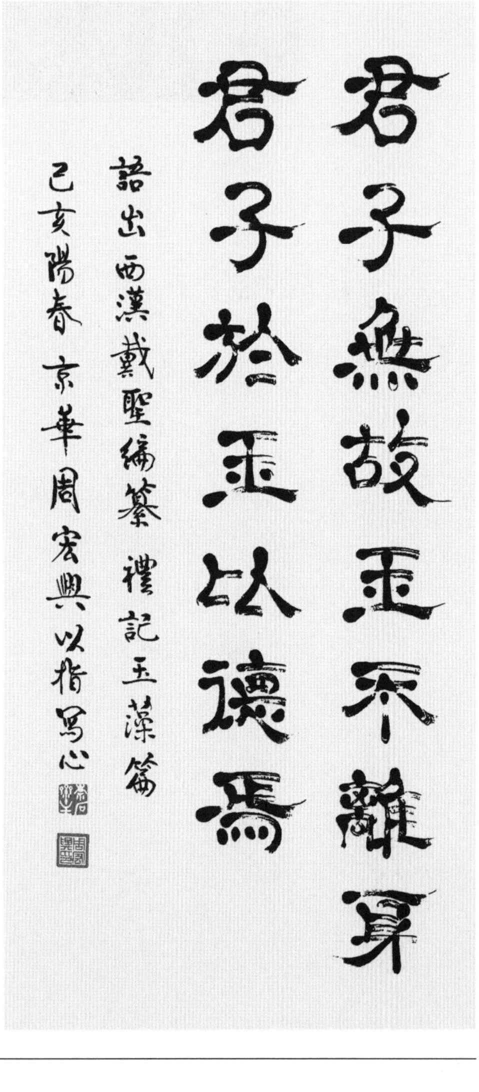

君子無故玉不離身
君子於玉比德焉

語出西漢戴聖編纂 禮記玉藻篇

己亥陽春 京華周宏興以指寫心

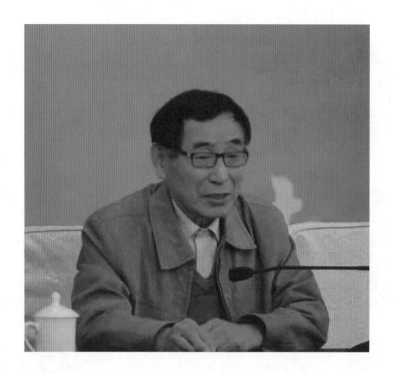

晨崧个人简介

　　晨崧，男，1935 年生于河北省泊头市。又名肖锋，本名秦晓峰。曾用笔名锋刃、小锋。后过继于阜城王过庄高金亮为义子，更名高鑫锋。原中纪委专职机关党委书记、中华诗词学会副会长、全球汉诗总会副会长。现任中华诗词学会顾问、北京诗词学会顾问、官园诗社社长、中国诗词书画研究会会长。

祝贺张永臣
《医圣千秋 本草神韵》出版

本草千珍纲目张，鳞禽水土觅丹方。

经书济世开医道，造福人生寿命长。

德韵檀心三界荡，诗声锦萼九霄扬。

迎新特色圆华梦，时代征程耀耿光。

晨崧

2021 年 11 月 21 日

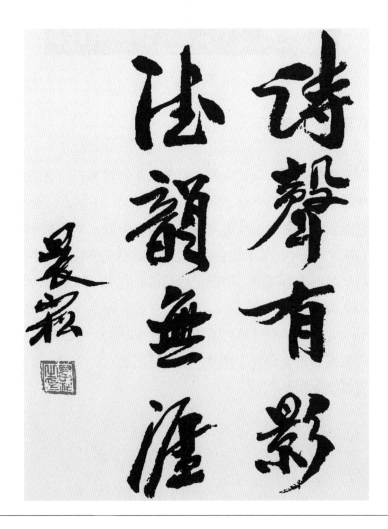

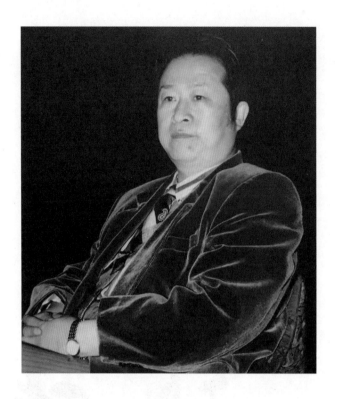

席小平个人简介

国家卫健委原人口计生委党组成员兼宣教司长、巡视组长、中国计生协党组书记、北京市政府顾问、中国人口报社长兼总编辑、中央书画频道总编辑、高级编辑、享受国务院政府特殊津贴、中国作家协会会员、中国报告文学协会理事、中国散文学会常务理事、中国记协理事、北京国际艺术博览会组委会副主任兼艺术总监、艺委会主任、陈少梅艺术研究会会长、北京大学李可染艺术研究会艺术总监、中医药研究开发与发展委员会会长、健康中国走基层进万家全国公益项目工程组委会主席。

医圣千秋

本草传承

辛丑年冬月 席永军

目 录

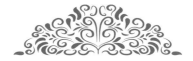

水部

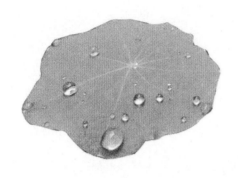

露水

【释名】在秋露重的时候，早晨去花草间收取。

【气味】甘、平、无毒。

【主治】

　　用以煎煮润肺杀虫的药剂，或把治疗疥癣、虫癞的散剂调成外敷药，可以增强疗效。

　　白花露：止消渴。

　　百花露：能令皮肤健好。

　　柏叶露、菖蒲露：每天早晨洗眼睛，能增强视力。

　　韭叶露：治白癜风。

露水

此水归属本草纲，

古来煎药有单方。

点滴洗眼能明目，

健好皮肤消渴强。

秋季时节朝早起，

采集珠露罐中藏。

气平甘味无毒性，

润肺杀虫治疥疮。

【诗解】

1. 秋季早晨采集。

2. 古方用其煎药。

3. 滋润皮肤。

4. 洗眼明目。

5. 杀虫治疥。

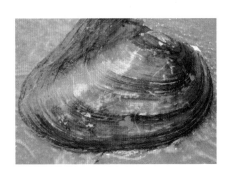

明水

【气味】 甘、寒、无毒。

【主治】

　　用以洗眼，可以去雾明目，饮此水，还有安神的作用，亦去小儿烦热。

明水

此水归属纲目间，

清洁纯净利熬煎。

古方治病有奇效，

记载说明却简单。

方诸蚌壳存贮水，

月明之夜取齐全。

气寒甘味无毒性，

明目安神解热烦。

【诗解】

1. 月明之夜采集。

2. 常用于煎药。

3.《本草纲目》中记载简单。

4. 方诸指水汪。

5. 蚌壳野生贝类的壳。

6. 明目安神。

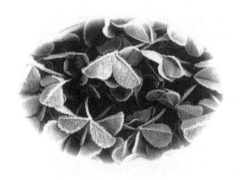

冬霜

此物归属纲目名，

祖传古法记分明。

治疗痱子消红肿，

滋养生津有效能。

封闭贮存集水液，

鸡毛扫取入瓶中。

气寒甘味无毒性，

解酒通鼻暑热清。

冬霜

【释名】取霜法：用鸡毛扫取，装入瓶中，密封保存于阴凉处，虽成水液，历久不坏。

【气味】甘、寒、无毒。

【主治】

饮冬霜可解酒热。

伤寒鼻塞，饮冬霜亦可通鼻。

【诗解】

1. 古方配药。

2. 鸡毛掸扫取霜。

3. 瓶中贮存所化之水。

4. 滋养生津。

5. 解酒清热。

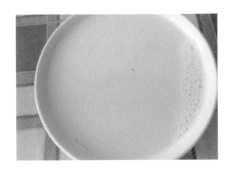

浆水

此物归属纲目中，

土方发酵色白莹。

消食泻痢止烦渴，

治病单方有继承。

粟米加工冰冷液，

采集入药保鲜盛。

甘温酸味无毒性，

和胃调中利尿通。

浆水

【气味】甘酸、微温、无毒。

【主治】

上吐下泻、手指肿痛。

脸上黑痣、骨鲠在咽。

【诗解】

1. 淘米冰冷水。

2. 发酵后白色。

3. 随时采集。

4. 保鲜。

5. 和胃利尿。

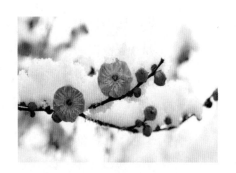

腊雪

此物归属纲目中，

解毒消渴力无穷。

天行瘟疫能攻克，

古法单方有继承。

腊月收藏宜入药，

鸡毛扫雪贮瓷瓶。

淡寒甘味无毒性，

清热杀虫利尿通。

腊雪

【释名】取雪法：用鸡毛扫取，装入瓶中，密封保存于阴凉处，虽成水液，历久不坏。

【气味】甘、冷、无毒。

【主治】

清热解毒，降火止渴。

治瘟疫、中暑热狂，伤酒热渴。

【诗解】

1. 古方继承用雪化水。

2. 腊月采集。

3. 扫雪存瓷瓶。

4. 抗瘟疫有效。

5. 清热、杀虫、利尿。

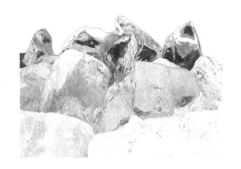

夏冰

此物归属本草篇，

单方古法有承传。

天然特点有奇效，

攻克顽疾不费难。

冬日掘冰藏地窖，

夏时煎药用凌寒。

味甘气冷无毒性，

解暑除瘕消热烦。

夏冰

【释名】亦名凌。

【气味】甘、冷、无毒。

【主治】

去热烦，熨乳石发热发肿，解暑毒和烧酒毒。伤寒阳毒，热盛昏迷者，用冰一块放在胸部有效。

【诗解】

1. 冬日储藏。

2. 古方传承。

3. 夏时煎药用。

4. 攻克顽疾有效。

5. 解暑、除瘕。

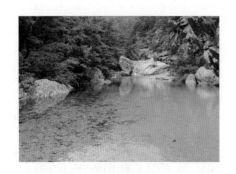

半天河

【释名】 亦称上池水。指取自竹篱
头或空树穴的水而言。

【气味】 甘、微寒、无毒。

【主治】

洗各种恶疮、疥痒，亦有效。
身上长白斑，可取树木孔中的水来
洗，捣烂桂末和唾液敷上，有效。

半天河

此水归属本草纲，

古时治病有单方。

扫清鬼疰驱邪气，

洗去白斑解疥痒。

来自竹篱空树洞，

采集入药保鲜藏。

微寒甘味无毒性，

养肺祛风治恶疮。

【诗解】

1. 取自竹篱头成空树穴。

2. 鬼疰是指肺结核之类病。

3. 蛊疾指虫积之症。

4. 洗疮有效。

5. 搽涂除日斑。

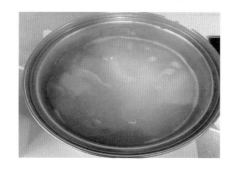

热汤

此水归属纲目名，
古方治病有传承。
温服去滓可消痞，
解酒和丸熬制成。
来自沸扬翻滚水，
采集入药作媒溶。
气薄甘味无毒性，
下热清心能理中。

热汤

【释名】亦名百沸汤、麻沸汤、太和汤。

【气味】甘、平、无毒。

【主治】

　　热汤，就是白开水，以煮开多次者为好，所以叫百沸汤。纵然生水不好，多煎仍有好处。

【诗解】

1. 翻滚的沸水。

2. 入药作溶媒。

3. 容器装汤熨患部。

4. 消肿治冻疮。

5. 治蝎虫咬伤。

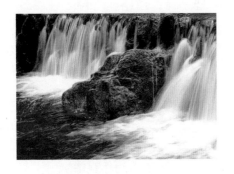

流水

流水归于本草中，

古方治病继传承。

洄澜之水有奇效，

汗后奔豚可见轻。

舀水高扬出泡沫，

采集入药壮功能。

气平甘味无毒性，

补肾祛痰治中风。

流水

【气味】甘、平、无毒。

【主治】

　　　治目不得瞑。

【诗解】

1. 古方传承。

2. 洄澜来回滚动。

3. 奔豚像猪一样奔跑。

4. 泡沫浮起的水泡。

5. 祛痰补肾。

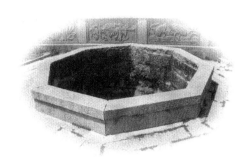

井泉水

井泉水

此水归属纲目中，

古方治病继传承。

养阴消渴有疗效，

无色澄明显特征。

来自天然新井水，

采集入药保鲜盛。

平凉甘味无毒性，

清肺生津利尿通。

【释名】井水。

【气味】甘、微寒、无毒。

【主治】

逐痰下降、下胸胃淤浊。

【诗解】

1. 古方用水。

2. 澄明无色。

3. 新挖井水。

4. 四季可采。

5. 清肺利尿。

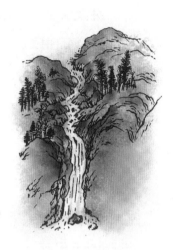

醴泉

此水归属本草篇，

古方医病继承传。

饮之瑞物能长寿，

时代升平出醴泉。

真水清甜香似酒，

采集入药效能添。

气平甘味无毒性，

消渴祛邪宁胃安。

醴泉

【释名】亦名甘泉。

泉水略有淡酒味。

【气味】甘、平、无毒。

【主治】

心腹痛。

【诗解】

1. 古方传承。

2. 瑞物指泉水。

3. 醴泉升平年代才出现。

4. 泉水似酒。

5. 驱邪宁胃。

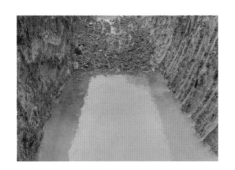

地浆

【释名】掘地，达到黄土层，约三尺深，用新汲水灌入，搅浊，等水沉清后，取消水用。这就是地浆，亦称"土浆"。

【气味】甘、寒、无毒。

【主治】

解中毒烦闷。

地浆

此法先于本草出，

古方治病见经书。

医疗霍乱消烦渴，

入腹虫蜮可扫除。

灌水土坑须搅混，

澄清浆液煮开服。

性平甘味归肝肺，

清热和中能解毒。

【诗解】

1. 泥浆澄清之水。

2. 古方早于《本草纲目》出现。

3. 能治霍乱。

4. 能清除腹内寄生虫。

5. 归经肝肺。

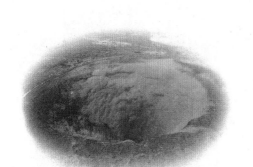

温汤

【释名】亦名温泉、沸泉。种类甚多。有硫磺泉，比较常见；有泉砂泉，见于新安黄山；有矾石泉，见于西安骊山。

【气味】辛、热、微毒。

【主治】

筋骨挛缩、肌皮顽痹。

眉发脱落各种疥癣等症。

温汤

此水归属本草纲，

古来医病入单方。

消除顽痹生眉发，

润肺舒筋治溃疡。

地下涌出澄碧水，

泉中沐浴泡温汤。

味甘辛热微毒性，

通络祛风洗疥疮。

【诗解】

1. 来自古方。

2. 除顽生眉。

3. 地热之水。

4. 有毒性。

5. 通络祛风湿。

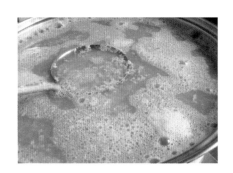

盐胆水

【气味】咸、苦、有大毒。

【主治】

　　各种虫蚀病。

　　颈瘘、疥癣、痰厥。

盐胆水

此水归属纲目中，

拾遗古法继传承。

痰厥不省生奇迹，

涂抹温服有效能。

沥下堆积盐卤水，

采集入药贮瓶盛。

卤滴咸苦大毒性，

除癣驱痰止吐宁。

【诗解】

1. 拾遗古法。

2. 盐卤之水。

3. 温服涂抹有效。

4. 除癣驱痰。

5. 咸苦大毒。

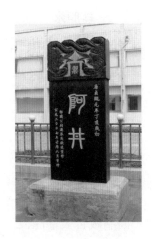

阿井泉

此水归于纲目篇,

古方治病有承传。

下膈止吐生奇效,

熬制阿胶称圣泉。

来自东阿深井水,

采集入药用新鲜。

咸平甘味无毒性,

驱热祛邪能化痰。

阿井泉

【释名】阿井在今兖州阳谷县,即古东阿县也。

【气味】甘咸、平、无毒。

【主治】

逐痰下降。

下胸胃淤浊、止吐。

【诗解】

1. 古方传承。

2. 东阿深井之水。

3. 熬制阿胶用水。

4. 止吐下痛。

5. 无毒、咸甘。

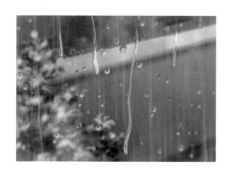

雨水

此水归于纲目中，
古方治病继传承。
夫妻共饮有神效，
润物无声显特征。
来自立春新雨水，
采集入药保鲜盛。
气平咸味无毒性，
男女还房孕子生。

雨水

【气味】咸、平、无毒。

【主治】

　　立春雨水：夫妻各饮一杯，还房，当获时有子，神效。

【诗解】

1. 古方用水。

2. 夫妻共饮能生育。

3. 立春新雨之水。

4. 采集宜在立春当日。

5. 气平咸味无毒。

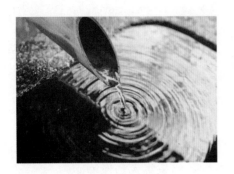

神水

此水归于纲目中，

古方医病继传承。

砍伐竹子收神水，

端午时节最可行。

来自竹竿存贮水，

采集入药保鲜盛。

气寒甘味无毒性，

清热安神能定惊。

神水

【气味】甘、平、无毒。

【主治】

解渴去热。

【诗解】

1. 古方用水。

2. 竹竿内贮之水。

3. 端午时节采集。

4. 性寒味甘无毒。

5. 安神定惊。

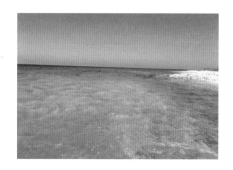

碧海水

【气味】咸、小温、有小毒。

【主治】

　　煮浴，去风瘙疥癣。

碧海水

此水归属本草纲，

古人治病有单方。

饮之催吐散胪胀，

洗去风瘙疥癣光。

来自海中蓝色水，

采集熬药保鲜藏。

小温咸味有毒性，

煮浴消食能止痒。

【诗解】

1. 古方用水。

2. 来自海中的蓝色水。

3. 去疥止痒。

4. 煮沸洗浴消食。

5. 味咸有毒。

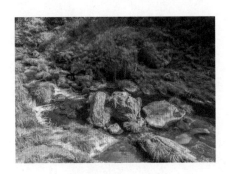

山岩泉水

此水收于本草存，
传承世代到如今。
抒胸止呕解烦闷，
霍乱遗留能去根。
来自山岩溪涧水，
采集入药保鲜纯。
气平甘味无毒性，
涤暑清肠疗转筋。

山岩泉水

【气味】甘、平、无毒。

【主治】

　　霍乱烦闷，呕吐腹空，转筋恐
入腹，宜多服之。

【诗解】

1. 古方传承。

2. 山岩溪涧之水。

3. 保鲜入药。

4. 甘平无毒。

5. 涤暑清肠。

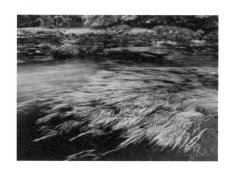

潦水

此水收于本草篇，

古方治病继承传。

煎熬圣药驱顽痼，

借力中和可复原。

来自无源积雨水，

采集入药用新鲜。

气平甘味无毒性，

清热祛湿能散寒。

潦水

【气味】甘、平、微寒、无毒。

【主治】

成无己曰：仲景治伤寒瘀热在里，身发黄，麻黄连轺赤小豆汤，煎用潦水者，取其味薄则不助湿气。

【诗解】

1. 古方传承。

2. 积雨之水。

3. 采新鲜入药。

4. 甘平无毒。

5. 圣药指中药特别之药。

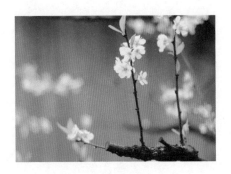

节气水

【气味】甘、平、微寒、无毒。

节气水

此水归属本草篇，

古方治病继承传。

四时之水不一样，

细致观察识变迁。

春夏秋冬节令水，

采集煎药用新鲜。

微寒甘味无毒性，

浸造丹丸效力添。

【诗解】

1. 古方传承。

2. 春夏秋冬节令之水。

3. 采集新鲜煎药。

4. 甘寒无毒。

5. 用于浸造丹丸增效。

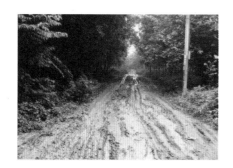

车辙中水

此水归于纲目中，

单方古法有传承。

采集行迹存积水，

端午时节最盛行。

记载释名说细致，

专门医治疬疡疯。

平寒甘味无毒性，

洗涤皮肤效果明。

车辙中水

【气味】甘、平、寒、无毒。

【主治】

疬疡风。

【诗解】

1. 古传单方用水。

2. 车辙积水。

3. 端午时节采集。

4. 专治疡疯。

5. 甘寒无毒。

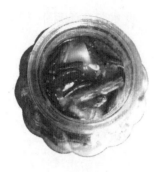

齑水

【释名】此乃作黄齑菜水也。

【气味】酸、咸、无毒。

【主治】

　　性滑，上可至颠，下可至泉，宜煎四末之药。

齑水

此水归于纲目中，

古方治病有传承。

宜煎四末平常药，

嵌甲脓出止痛灵。

就是盐腌咸菜水，

采集入瓮保鲜盛。

酸咸气味无毒性，

涌吐痰食上下通。

【诗解】

1. 古方传承。

2. 腌咸菜水。

3. 包裹在手指上——嵌甲。

4. 酸咸无毒。

5. 催吐痰食。

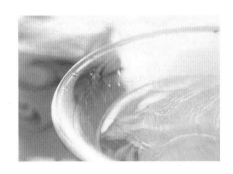

洗手足水

此水归属本草纲，

太平圣惠有单方。

时珍对药未详解，

集注说明仅两行。

宋代医家留记载，

手足洗过剩浑汤。

病差食物引劳复，

饮用一合效果强。

洗手足水

【主治】

《太平圣惠方》曰：病后劳复，或因梳头，或食物复发，取一合饮之，效。

【诗解】

1.《太平圣惠》单子方。

2. 手足洗过用水。

3. 误食病瘥。

4. 劳复——病名。

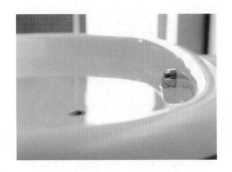

洗儿汤

此物归属本草纲，

延年秘录记端详。

胎衣不下服一盏，

勿令知之效果强。

该水小儿曾洗涤，

用于治病若神汤。

当今不必用其法，

只作说明记古方。

洗儿汤

【主治】

《延年秘录》曰：胎衣不下，
服一盏，勿令知之。

【诗解】

1. 来自《延年秘录》。

2. 小儿洗涤之水。

3. 在不知情的情况下服用。

4. 治胎衣不下。

5. 治病神汤。

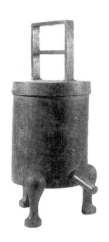

铜壶滴漏水

此水归属本草纲，

前人治病记端详。

宜煎四末处方药，

上下疏通效果强。

取自铜壶滴漏水，

性滑特质是专长。

当今不必用该法，

留作说明叙古方。

铜壶滴漏水

【考释】

李时珍对该药未作释名和集解，仅在其主治项下转引前人虞抟曰："性滑，上可至颠，下可至泉，宜煎四末之药。"据考，我国古代常用铜壶装水滴漏计时。这种经过铜壶滴漏出的水就是铜壶滴漏水。可见此水在李时珍之前的虞抟有关著述中已有药用记载，并非首出于《本草纲目》。

【诗解】

1. 古人治病用水。

2. 四末处方药是中药的分类。

3. 铜壶滴漏流出的水。

4. 性滑是其特长。

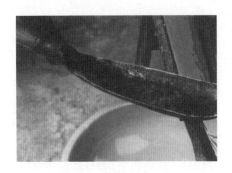

磨刀水

该水归于本草纲，

古人记述叙端详。

耳中卒痛能滴愈，

医病方中用铁浆。

此乃磨刀含铁水，

附方项下记专长。

咸寒气味无毒性，

消肿滑肠治痔疮。

磨刀水

【气味】咸、寒、无毒。

【主治】

利小便，消热肿。

【诗解】

1. 古方之用水。

2. 磨刀含铁水。

3. 滴耳止痛。

4. 咸寒无毒。

5. 消肿治痔疮。

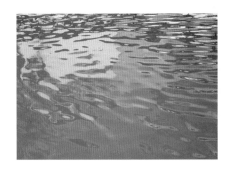

浸蓝水

【气味】辛、苦、寒、无毒。

浸蓝水

该水收于本草书，
古人酒醉误吞服。
排出水蛭有奇效，
蓝水一盅肿痛除。
此是染房常用水，
采集入药按医嘱。
寒辛苦味无毒性，
下热杀虫能解毒。

【诗解】

1. 古方记载。

2. 吞服能排水蛭。

3. 染房用水。

4. 味苦无毒。

5. 下热杀虫。

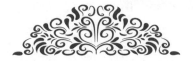

火
部

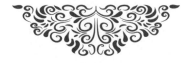

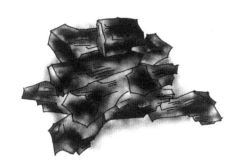

炭火

【释名】炭能生火，但治病用的是炭或炭灰，并不是直接用炭火。

【主治】

白虎风病、肠风下血。

汤火灼伤、白癞头疮。

炭火

炭火归属本草纲，

古人医病有良方。

烹煎炙焙百丸药，

清理金属出肚肠。

此物是灰非旺火，

香油调抹治灼伤。

咽喉作梗行通畅，

洗涤头疮能止痒。

【诗解】

1. 古方传承。

2. 熔制丸药。

3. 清理肚肠金属。

4. 洗涤头疮。

5. 此物是灰。

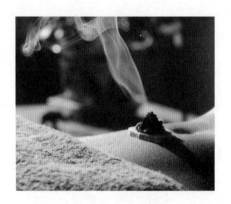

艾火

艾火归属本草纲，

前人疗法有良方。

烟熏光照可消肿，

艾叶燃烧宜灸疮。

疼痛排除常灸烤，

灯芯点亮借烛光。

古来灸病忌八木，

加入硫磺效果强。

艾火

【主治】

　　艾火可灸治许多病。先点好麻油灯，取艾茎一条，沾油烧燃，在疮肿上方徐徐照射，有效。

【诗解】

1. 古方传承。

2. 燃烧艾灸。

3. 忌八木。

4. 消肿除痛。

5. 加硫磺效果好。

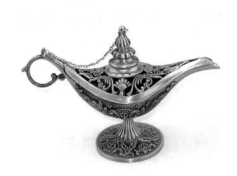

神灯火

此火归属本草纲，

古人医病有良方。

火烧针刺驱湿痹，

趁热扎针莫紧张。

祛走风寒消冷痛，

桃枝醮火可疗伤。

附方合力舒筋骨，

火气直达效果强。

神灯火

【释名】把桃树枝削成针状，如鸡蛋大，长五六寸，放干待用。用时以棉纸三五层衬于患处，将针蘸麻油点着，即刻吹熄，趁热针刺。

【主治】

心腹冷痛、风寒湿痹。

【诗解】

1. 古法传承。

2. 火烧桃针驱湿。

3. 桃枝火烤疗伤。

4. 燃灯之火。

5. 趁热扎针。

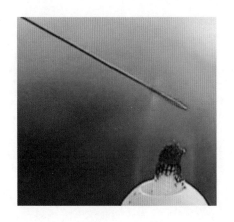

针火

针火归属本草纲，

古人治病有良方。

拔针快慢不同效，

症块结积用力强。

顽厚皮膜多眼泪，

平头针刺可疗伤。

点燃灯火灼红赤，

熨烙烘干除翳彰。

针火

【释名】亦名燔针、淬针、烧针、煨针。

【主治】

火针，用的是钢针，是烧过的钢针。

火针，"乃为筋寒而急者设"治风寒筋急挛引痹痛，即所谓急抽筋。

治瘫痪不仁。

治症块、结积（腹中结块）。

治痈疽发背，有脓无头。

【诗解】

1. 古法传承。

2. 烧红针头。

3. 平头针治流眼泪。

4. 烙烘治翳彰。

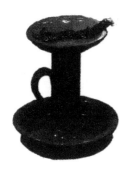

灯火

【释名】指用胡麻油或苏子油点燃的灯火。

【主治】

小儿的惊风、昏迷。

搐搦、窜视、头风胀痛等。

灯火

灯火归属本草纲，

古时医案有良方。

小儿诸病最生效，

须用胡麻苏子光。

腹痛惊风着患处，

胎儿灯淬助还阳。

不同症状巧应对，

明目通经治痔疮。

【诗解】

1. 古法传承。

2. 胡麻苏子油点灯。

3. 治惊风。

4. 明目通经。

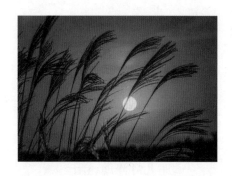

芦火

此火归属本草纲，

古人煎药有良方。

火候失度常乏力，

仔细调温效果强。

芦火宜于滋补药，

不良做法倒帮忙。

观察火力探规律，

掌握科学熬药汤。

芦火

【释名】竹火。

【主治】

　　宜煎一切滋补药。

【诗解】

1. 古法传承。

2. 芦荟燃烧之火。

3. 宜于煎滋补药。

4. 掌握火候。

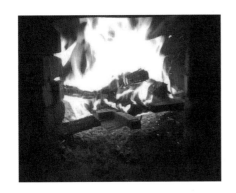

桑柴火

【气味】痈疽发背不起，瘀肉不腐，燃火吹灭，日炙二次。

桑柴火

此火归属本草纲，

古时经验大发扬。

燃烧桑木拔毒气，

柴火煎熬补药强。

去腐生新添效力，

驱除麻痹用时长。

终身不患风疾症，

瘰疬顽疮一扫光。

【诗解】

1. 古法传承。

2. 桑树柴燃火。

3. 宜煎药。

4. 去腐生新。

5. 驱风治疮。

土

部

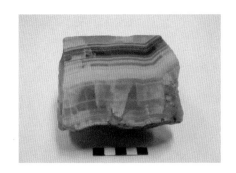

白垩

白垩石灰硬度强，

水飞之法过盐汤。

精研细粉有奇效，

主治疑杂称妙方。

此物又名白善土，

采集入药晒干藏。

性湿味苦归脾肺，

止血温中能涩肠。

白垩

【气味】苦、湿、无毒。

【主治】

　　流鼻血、水泄。

　　反胃、突发咳嗽。

【诗解】

1. 白色土。

2. 水飞法一种中药炮制方法。

3. 归经脾肺。

4. 精研细粉。

5. 止血涩肠。

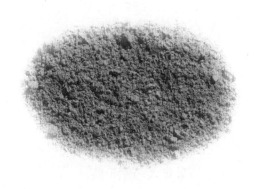

黄土

土质疏松大孔张，

富含盐钙色灰黄。

实则陆相沉积物，

古法煎汤效果强。

分布北方黄土地，

采集入药晒干藏。

性平甘味归脾胃，

止泄和中治损伤。

黄土

【释名】入地三尺以下的黄土，勿沾污物，可作药。

【气味】甘、平、无毒。

【主治】

治小儿乌纱惊风。

肉痔肿痛、跌打损伤。

蜈蚣或其他毒虫螯伤。

【诗解】

1. 陆相沉积物。

2. 富含盐钙。

3. 归经脾胃。

4. 止泻治损伤。

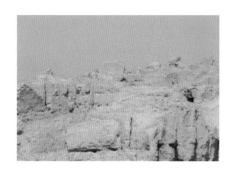

东壁土

源自东边泥土墙，

研磨成粉入单方。

拔毒止泄有奇效，

烘炙祛湿补气强。

古旧房屋东壁土，

采集煎药晒干藏。

微温甘味无毒性，

消肿杀菌治痤疮。

东壁土

【释名】古旧房屋东边墙上的土，叫东壁土。

【气味】甘、湿、无毒。

【主治】

突然心痛、目中翳膜。

脱肛、痱子痒。

疮唇疮、瘰疬流水。

各种恶疮、背痈。

【诗解】

1. 东墙泥土。

2. 磨粉入药。

3. 烘炙去湿。

4. 甘温无毒。

5. 消肿杀菌。

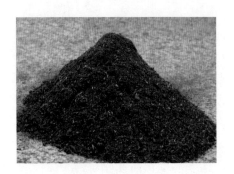

锻灶灰

此物归属本草纲，

古人治病验单方。

清除结块有奇效，

含铁炉灰威力强。

产后阴脱祛恶气，

推拿用药细包装。

微寒辛苦无毒性，

攻克坚积益健康。

锻灶灰

【释名】指锻铁炉中的灰，含有铁的作用。

【气味】辛、苦、微寒、无毒。

【主治】

症瘕结块、产后阴脱。

【诗解】

1. 古方传承。

2. 含铁炉灰。

3. 推拿用药。

4. 攻克坚积。

5. 辛苦无毒。

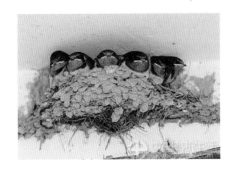

胡燕窠土

胡燕金腰头栗黄，

雌雄相似善飞翔。

眉纹耳羽灰棕色，

下体蓝白嘴褐光。

栖在乡间农舍里，

鸟窝入药晒干藏。

性寒咸味归心肾，

清热祛风能止痒。

胡燕窠土

【主治】

湿疮、黄水疮。

口角烂疮、白秃头疮。

【诗解】

1. 燕子窝土。

2. 性寒味咸。

3. 归心肾。

4. 祛风止痒。

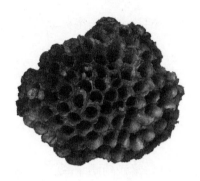

土蜂窠

扁块巢盘莲状房，

灰白表面孔圆张。

体轻质韧有弹性，

调醋涂搽治螫伤。

长在山林荒土地，

采集入药晒干藏。

性平甘味归经胃，

止痛祛风能润肠。

土蜂窠

【释名】巢，即细腰蜂巢。

【气味】甘、平、无毒。

【主治】

难产、肿毒痛如火烧。

疔疮、咽喉乳蜂。

蜘蛛、蜂虿螫伤。

【诗解】

1. 土蜂窝。

2. 生长在山林荒地。

3. 性平味甘。

4. 归经肺胃。

5. 止痛祛风。

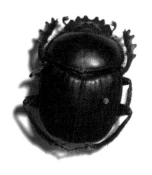

蜣螂转丸

推粪蜣螂工作狂，

转丸埋土育儿忙。

土硝治病有奇效，

热酒冲服药力强。

产在草原荒野地，

采集入药晒干藏。

大寒咸苦无毒性，

止泻消瘿治瘘疮。

蜣螂转丸

【释名】蜣螂，俗称推屎虫。蜣螂
转丸，亦名土硝。

【气味】咸苦、大寒、无毒。

【主治】

　　伤寒时气、黄疸烦热。

　　吐泻、以及一切瘘疮等。

【诗解】

1. 屎壳螂粪团。

2. 土硝成分。

3. 采集晒干

4. 咸苦无毒。

5. 消瘿治瘘。

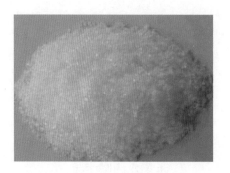

石碱

【释名】凝水石。

【气味】辛、寒、无毒。

【主治】

男女转脬、小便困难。

牙龈出血、有洞。

汤火灼伤、小儿丹毒

石碱

石碱结晶色亮颜，

古方治病有承传。

牙龈出血敷干末，

点痣除疣法简单。

来自蒿蓼之碱汁，

采集入药保新鲜。

辛温苦涩归肠胃，

去翳消积能化痰。

【诗解】

1. 古方传承。

2. 蒿蓼碱汁。

3. 归经肠胃。

4. 辛温苦涩。

5. 消积化痰。

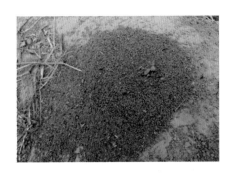

蚁垤土

垤土归于本草纲，

前人经验汇单方。

胞衣不下压干土，

和醋涂搽治刺疮。

自古蚁封能去病，

采集入药用时长。

归经性味不明确，

使用还须细考量。

蚁垤土

【主治】

治孤刺疮。

死胎在腹，或胞衣不下。

【诗解】

1. 古之单方。

2. 蚂蚁封窝土。

3. 和醋涂搽治疮刺。

4. 性味不明确。

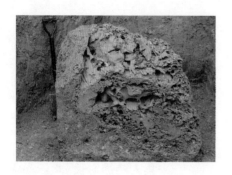

白蚁泥

【主治】

用松土上的白蚁泥，同黄丹一起炒，炒黑后，研细，和香油涂搽恶疮肿毒，有效。

白蚁泥

此物归于本草纲，

前人医病验单方。

黄丹合炒成黑色，

研末涂搽治恶疮。

白蚁吐泥荒野地，

采集入药晒干藏。

归经性味不明确，

使用还须自主张。

【诗解】

1. 古之验方。

2. 系白蚁吐泥。

3. 黄丹合炒。

4. 归经性味不明确。

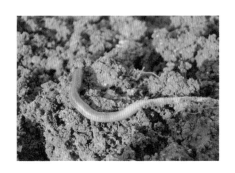

蚯蚓泥

此物归属纲目中，

前人治病有传承。

清除热疟有奇效，

止吐疗伤方法灵。

蚯蚓食泥拉粪便，

采集入药晒干成。

寒酸甘味无毒性，

清热消炎利尿通。

蚯蚓泥

【释名】亦名蚓蝼、六一泥、蚯蚓粪、地龙粪。

【气味】甘、酸、寒、无毒。

【主治】

热疟、伤寒谵语。

小便不能、小儿吐乳。

小儿阴囊肿大、腮肿。

一切丹毒、脚心肿痛。

【诗解】

1. 古方传承。

2. 蚯蚓粪便。

3. 甘酸无毒。

4. 清热消炎。

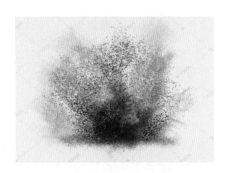

梁上尘

梁上乌龙黑尾长，

古人医案有良方。

烟熏搽抹生奇效，

反胃脱肛功力强。

屋里烟尘行倒挂，

采集入药细筛藏。

微寒辛苦无毒性，

止泻通经治恶疮。

梁上尘

【释名】指古屋里的倒挂尘，亦名乌龙尾、烟珠。同时，要烧领烟尽，筛取末入药。

【气味】辛、苦、微寒、无毒。

【主治】

反胃、吐泻。

小便不通、脱肛。

喉痹乳蛾、牙痛。

鼻中息肉、噩梦至死。

缢死、月经流血不止。

【诗解】

1. 古方传承。

2. 屋里倒挂烟尘。

3. 辛苦无毒。

4. 止泻治疮。

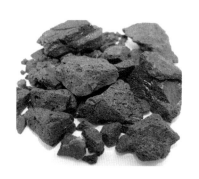

乌爹泥

【释名】亦名孩儿茶、乌垒泥。制法：用细茶末装入竹筒中，坚塞两头，埋污泥沟中，日久取出，捣出，捣汁熬制，即成乌爹泥。原产地在云南一带。

【气味】苦、平、无毒。

【主治】

鼻渊、牙疳口疮。

下疳阴疮、痔疮肿痛。

乌爹泥

此物归属本草纲，

古人医病验单方。

生津定痛有神力，

研末涂搽收效强。

茶末成泥须日久，

采集入药晒干藏。

苦平气味无毒性，

止血祛湿治痔疮。

【诗解】

1. 古之单方。

2. 系茶叶沫泥。

3. 苦平无毒。

4. 止血治痔疮。

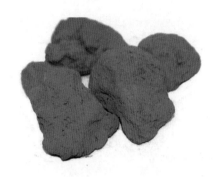

伏龙肝

此土归属纲目中，
前人古法继传承。
辟除时疫有奇效，
研末煎汤治病灵。
灶下十年烧土块，
采集入药晒干成。
性辛咸味入脾胃，
止血温中消肿痈。

伏龙肝

【气味】辛、微湿、无毒。

【主治】

突然昏倒、中风口噤。

神智狂乱、不能识人。

舌头变硬、不能转动

冷热心痛、反胃。

吐血、心腹疼痛。

妇女血漏、淋漓不止。

妇女赤白带、日久黄瘁。

【诗解】

1. 古方传承。

2. 灶下烧土块。

3. 味辛咸。

4. 归经脾胃。

5. 止血消肿。

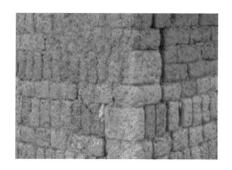

土墼

【主治】

治妇女鳖瘕。

治头上白秃痢痢。

土墼

此物归属本草纲,

前人古法验单方。

质轻色赭窑渣土,

研末调和百草霜。

专治鳖瘕红肿胀,

清除痢痢诸脓疮。

调油涂抹有成效,

消去白秃药力强。

【诗解】

1. 古方传承。

2. 赤赭窑渣土。

3. 治白秃。

4. 鳖瘕——病名。

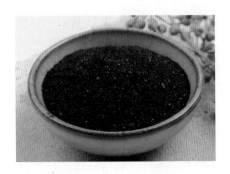

百草霜

杂草燃烧锅底霜，

古人治病验单方。

灶突铛墨无油腻，

散火消积收效强。

质细身轻成粉末，

采集入药晒干藏。

性温辛苦经肝肺，

止血清毒治外伤。

百草霜

【气味】辛、湿、无毒。

【主治】

　　流鼻血不止、吐血。

　　齿缝出血、妇女血崩。

　　妇女白带、脏毒下血。

　　突然泻痢、小儿积痢。

【诗解】

1. 古之单方。

2. 灶突铛墨是烟囱黑灰。

3. 性温辛苦。

4. 治疗外伤。

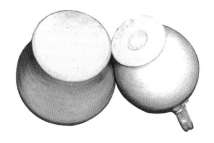

白瓷器

此物归属本草纲，

前人土法验单方。

煎汤服用有疗效，

研末涂搽功力强。

产自定州窑器口，

采集入药晒干藏。

淡平气味无毒性，

止血祛痒治烫伤。

白瓷器

【气味】平、无毒。

【主治】

　　鼻血不止、吐血不止。

　　小便淋痛、目生翳膜。

　　身上和脸上出白丹。

【诗解】

1. 古之土方。

2. 产自定州窑。

3. 平淡无毒。

4. 除痒治烫伤。

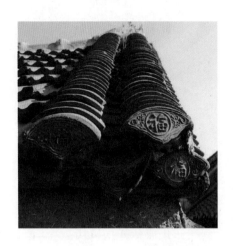

乌古瓦

【气味】甘、寒、无毒。

【主治】

　　跌打损伤、骨折筋断。

　　痛不可忍、汤火灼伤。

乌古瓦

此瓦归属本草纲，

古人医病用良方。

消除中暑有功力，

研末涂搽功效强。

屋顶瓦当时日久，

采集煎药用清汤。

甘寒气味无毒性，

止痛舒筋治外伤。

【诗解】

1. 古人用方。

2. 屋顶古瓦。

3. 甘寒无毒。

4. 止痛舒筋。

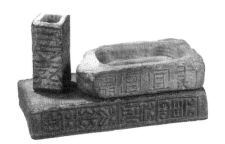

古砖

【主治】

寒湿脚气、臀部湿疮。

眼睛红、肿、痛。

古砖

此物归属本草纲，

前人医病验良方。

烧红砖块有疗效，

去痛除湿趁热强。

性味归经无解释，

眼睛红肿抹砖霜。

坠砖驱痢能痊愈，

扬弃糟粕用特长。

【诗解】

1. 古人验方。

2. 烧红砖头。

3. 去痛除湿。

4. 坠砖驱痢。

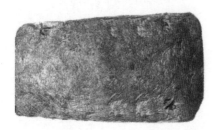

烟胶

干燥烟胶黑褐黄，

质坚粉细表皮脏。

古人治病有疗效，

研末调搽称妙方。

产自熏硝锅灶面，

采集入药晒干藏。

微温辛苦无毒性，

除癣杀虫治疥疮。

烟胶

【释名】此乃熏硝牛皮灶上及烧瓦窑上黑土也。

【主治】

　　牛皮血癣、消渴引饮。

【诗解】

1. 古人治病甲。

2. 黑褐烟硝。

3. 辛苦无毒。

4. 除癣杀虫。

釜脐墨

月下灰归本草纲，

古人医病验单方。

补脾燥气有功力，

研末涂搽收效强。

来自燃烧锅底部，

采集入药晒干藏。

辛温味苦无毒性，

止血生肌治口疮。

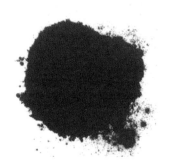

釜脐墨

【气味】辛、湿、无毒。

【主治】

突然心气痛、中恶。

上吐下泻、吐血咳血。

鼻中生息肉、耳里流脓。

小儿口疮、手搔疮肿。

【诗解】

1. 古之验方。

2. 锅脐子灰。

3. 辛苦无毒。

4. 生肌治口疮。

墨

形块方圆黑色莹，

质坚脆硬气香浓。

裂纹陈久当为上，

清肺通经祛热风。

香料松烟揉老墨，

收集入药保真成。

性平辛苦入肝肾，

止血生津消肿痈。

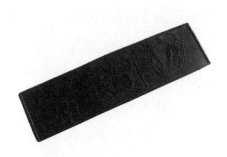

墨

【释名】亦名乌金、陈玄、玄香、乌玉块。

【气味】辛、湿、无毒。

【主治】

吐血、流鼻血。

大小便血、赤白痢。

胎死腹中、难产。

胞衣不下、背痈。

【诗解】

1. 老墨陈久。

2. 用香料松烟揉成。

3. 归经肝肾。

4. 止血生津。

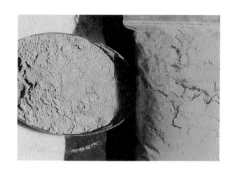

香炉灰

该物收于本草纲，
古人医病谓良方。
燃烧灰烬有功效，
止血生肌治刃伤。
性味归经无细解，
采集入药保真藏。
民间用此多时日，
研末擦搽主疥疮。

香炉灰

【主治】

跌扑金刃伤损，罨之，止血生肌。
香炉岸，主疥疮。

【诗解】

1. 古之良方。

2. 烧香灰烬。

3. 止血生肌。

4. 治刀伤。

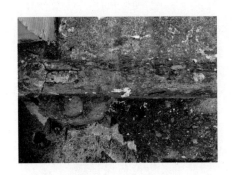

门臼尘

此物收于本草纲，

前人之法谓良方。

金疮出血能医治，

蘸蒜摩擦消诸疮。

性味归经无注解，

采集入药保真藏。

研究探讨寻依据，

尊重科学用特长。

门臼尘

【主治】

　　止金疮出血。又诸般毒疮，切蒜蘸擦，至出汗即消。

【诗解】

1. 古方传承。

2. 门墩上安门轴的小圆坑。

3. 尘指灰尘。

4. 治金疮出血。

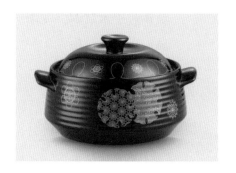

砂锅

此物归于本草纲，

前人古法用时长。

和泥烧制白陶土，

煎药砂锅特色强。

性味归经无注解，

采集入药更迷茫。

今须探讨寻依据，

尊重科学益健康。

砂锅

【主治】

消积块黄肿。

【诗解】

1. 古法传承。

2. 白陶土烧制。

3. 砂锅用来煎药。

4. 性味五注释。

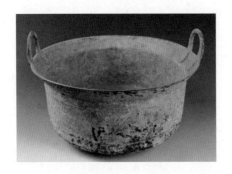

甘锅

【集注】

销金银锅。吴人收瓷器屑，碓春为末，筛澄取粉，呼为滓粉，用胶水和剂作锅，以销金银者。

甘锅

该物收于本草纲，
能医疝气炼眉疮。
采集瓷屑碾成粉，
销去金银效力强。
性味归经无解释，
造锅方法具端详。
至今熬药经常用，
黏土甘锅有特长。

【诗解】

1. 黏土烧成。
2. 采瓷屑成粉。
3. 医疝气炼眉疮。
4. 销去金银。

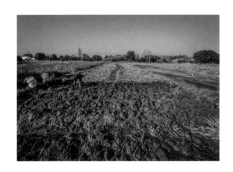

田中泥

该物收于本草纲，

释名未作费思量。

蚂蝗入腹有奇效，

和酒一升都吐光。

性味归经无注解，

湿泥来自稻田汪。

民间过去时常用，

记录说明留土方。

田中泥

【主治】

马蝗入人耳。

【诗解】

1. 民间土方。

2. 稻田泥。

3. 释名未解释。

4. 和酒治入腹蚂蝗。

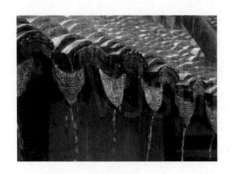

檐溜下泥

该物收于本草纲，

释名未作欠周详。

螫叮蝎蛋有疗效，

淋下屋泥用特长。

性味归经无注解，

采集入药葛洪方。

瓦沟井底分别用，

对症封泥效果强。

檐溜下泥

【主治】

猪咬、蜂螫、蚁叮、蛇伤毒，并取涂之。又和羊脂，涂肿毒、丹毒。

【诗解】

1. 葛洪药方。

2. 下雨淋的屋泥。

3. 对症抹泥。

4. 瓦沟井底的分别用。

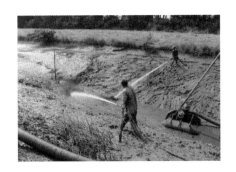

粪坑底泥

此物收于本草纲，

释名未作不周详。

阴干为沫驱疼痛，

新水调敷治恶疮。

性味归经无注解，

消除疗肿用该方。

古人医病有其法，

需要研究做改良。

粪坑底泥

【主治】

发背诸恶疮，阴干为末，新水调敷，其痛立止。

【诗解】

1. 古方传承。

2. 阴干研沫。

3. 调敷治疮。

4. 消除疮肿。

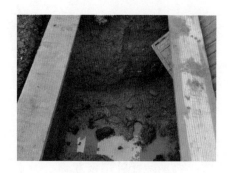

尿坑泥

此物归属本草纲，

释名未作费思量。

蜂蝎虫咬涂生效，

坑底湿泥药力强。

性味归经无注解，

采集入药不明朗。

前人方法有疏漏，

探讨研究觅特长。

尿坑泥

【主治】

蜂蝎诸虫咬。

【诗解】

1. 古法传承。

2. 坑底湿泥药力强。

3. 涂抹治蜂蝎虫咬。

4. 释名无注释。

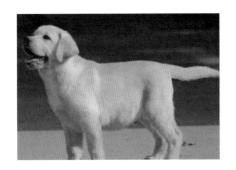

犬尿泥

【主治】

主治妊娠伤寒，令子不落，涂腹上，干即易。

犬尿泥

此物归于本草纲，

释名未作费思量。

妊娠不落涂生效，

犬尿湿泥药力强。

性味归经无注解，

采集入药欠周详。

前人方法有疏漏，

探讨研究另主张。

【诗解】

1. 古代之方。

2. 狗尿湿泥。

3. 妊娠不下除之有效。

4. 性味无注解。

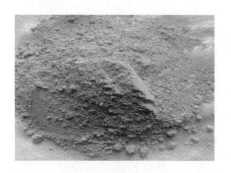

白鳝泥

此物归于本草纲，

释名未作费思量。

发明该药第一次，

研炒调敷火带疮。

性味归经无注解，

采集入药不周详。

前人方法有疏漏，

须探该泥何特长。

白鳝泥

【主治】

主治火带疮。水洗取泥炒研，香油调敷。

【诗解】

1. 李时珍发明。

2. 研炒调敷。

3. 性味未作说明。

4. 白鳝泥是铁锰的还原性淋溶。

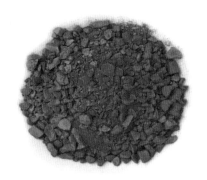

赤土

【气味】 甘、温、无毒。

【主治】

主汤火伤。

赤土

此土收于本草门，

释名未作少遵循。

烫伤涂抹有疗效，

调醋消纹净刺身。

代赭矿石称赤土，

采集入药晒干存。

平寒甘苦归肝胃，

止血潜阳治眩晕。

【诗解】

1. 代赤者矿石。

2. 释名未解。

3. 调醋消纹身。

4. 味甘苦归经肝胃。

5. 潜阳一种治疗方法。

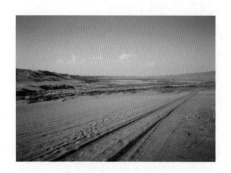

太阳土

此土收于本草纲，

释名未作费思量。

小儿气喘煎汤药，

祛病消咳疗效强。

取自九宫方位土，

医学正传有单方。

前人著述有遗漏，

迷信嫌疑不健康。

太阳土

【主治】

《医学正传》曰：人家动土犯禁，主小儿病气喘，但按九宫，看太阳在何宫，取其土煎汤饮之，喘即定。

【诗解】

1. 古方传承。

2. 九宫方位图。

3. 释名未作。

4. 有迷信嫌疑。

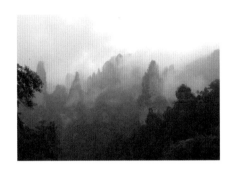

千步峰

此土归于本草纲，

释名未作费思量。

行者千步堆高土，

野外之泥隆小冈。

性味归经无注解，

如何入药欠周详。

前人记述不全面，

仔细研究寻特长。

千步峰

【主治】

便毒初发。

【诗解】

1. 释名未作。

2. 行者千步带来的野外土。

3. 峰屋内堆成丘。

4. 如何入药未作说明。

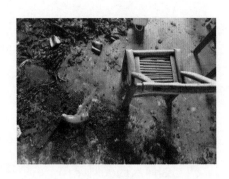

烧尸场上土

此土收于本草纲，

释名未作费思量。

祛逐梦魇枕中放，

鞋底蹉之止汗强。

本草拾遗留记载，

时珍讲述不周详。

烧人灰土当抛弃，

宜用科学新药方。

烧尸场上土

【主治】

邪疟，取带黑土同葱捣作丸，塞耳，或系膊上，即止。男左女右。

【诗解】

1. 未作释名。

2. 放枕头中祛邪。

3. 鞋底踩蹉止汗。

4. 记叙不详。

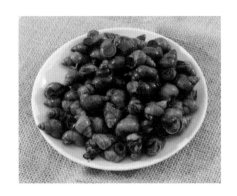

螺蛳泥

【气味】性凉。

【主治】

反胃吐食。

螺蛳泥

该物收于本草纲，

释名未作费思量。

吐食反胃有疗效，

火酒调泥药力强。

性味归经无注解，

如何入药欠周详。

前人记述有遗漏，

在此只能留古方。

【诗解】

1. 古之用方。

2. 释名未作。

3. 治吐食反胃。

4. 火酒调泥增效。

5. 气味性凉。

金部

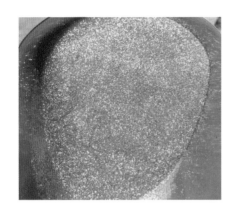

金

【释名】金屑。

【气味】辛、平、有毒。

【主治】

镇精神，坚骨髓，通五脏邪气，服之神仙。疗小儿惊伤五脏，风痫失志，镇心安魂。癫痫风热，上气咳嗽，伤寒肺损吐血，骨蒸劳极作渴，并以箔入丸散服。破冷气，除风。

金

晶体金黄八面棱，

天然粒块灿光莹。

矿藏产自石英脉，

表面平坦不透明。

纸状金箔身价贵，

采集入药见功能。

性平辛苦归心肺，

和血安神亦镇惊。

【诗解】

1. 石英脉矿产天然金。

2. 制成金箔纸。

3. 归经心肺、味辛苦。

4. 安神经。

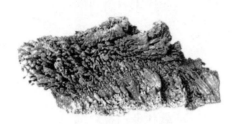

银

晶体铅灰六面棱，

金属块状灿光莹。

方形薄片银白色，

表面平坦不透明。

产自矿床山野地，

收集入药保功能。

大寒辛味归肝肺，

明目安神能定惊。

银

【释名】亦名白金、鋈。

【气味】银屑，辛、平、有毒；生银，辛、寒、无毒。

【主治】

　　妊妇腰痛、胎动欲坠。

　　风牙疼痛、身面赤痣。

　　口鼻疳蚀、穿唇透颊。

【诗解】

1. 产自矿床山野。

2. 制成银箔纸。

3. 大寒辛味。

4. 归经肝肺。

5. 明目安神定惊。

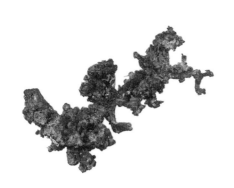

自然铜

晶体多棱颜色黄，

金属块状灿莹光。

棕黑条痕呈微绿，

断面黄白脆硬刚。

产自沉积黄铁矿，

采集入药保真藏。

性平辛苦归肝肾，

止痛消瘀治损伤。

自然铜

【**释名**】亦或石髓铅。

【**气味**】辛、平、无毒。

【**主治**】

心气痛、项下气瘿。

暑湿瘫痪、骨折。

【**诗解**】

1. 产自沉寂黄铁矿。

2. 性平辛苦。

3. 归经肝肾。

4. 止痛消瘀。

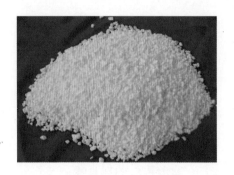

水银粉

此物归属本草纲，

释名汞粉水银王。

结晶鳞片呈白色，

合炼盐矾效力强。

轻粉古来宜入药，

遮光密闭燥干藏。

寒辛气味有毒性，

逐水祛痰能敛疮。

水银粉

【释名】亦名汞粉、轻粉、峭粉、腻粉。由水银、白矾、食盐合炼而成。

【气味】辛、苦、有毒。

【主治】

小儿涎喘、小儿呕乳。

大小便闭、大便壅结。

血痢腹痛、消中嗜食。

一切虚风、水气肿痛。

【诗解】

1. 汞粉水银也叫庆粉。

2. 盐矾合炼增效。

3. 密闭保藏。

4. 寒辛有毒。

5. 逐水祛痰愈疮。

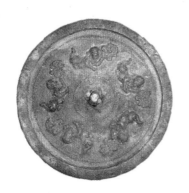

该品归属本草纲，

释名铜绿验单方。

剔出杂质洗清净，

慢火熬干效力强。

此物古来宜入药，

收集研末燥干藏。

味酸涩苦入肝胆，

退翳杀虫能敛疮。

铜青

【释名】亦名铜绿，即铜器上所生的绿色物。市上常用醋制铜，使生绿，收取晒干即可用。

【气味】酸、平、微毒。

【主治】

脸上黑痣、走马牙疳。

口鼻疳疮、杨梅毒疮。

臁疮顽癣、痔瘘。

【诗解】

1. 青铜锈铜绿。

2. 研末燥干收藏。

3. 味算涩苦。

4. 归经肝胆。

5. 杀虫敛疮。

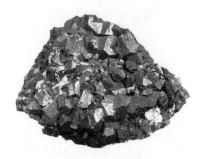

铅

【释名】又名青金、黑锡、金公、水中金。

【气味】甘、寒、无毒。

【主治】

消渴烦闷、水肿。

小便不通、突发咳嗽。

瘰疬结核、背痈。

砒霜中毒、硫磺中毒。

铅

该品收于本草纲，

释名详细验单方。

聚形颗粒灰白色，

适量煎汤效力强。

此物古来能入药，

铁炉熔化去灰藏。

小毒甘味归肝肾，

镇逆杀虫治恶疮。

【诗解】

1. 古方传承。

2. 煎汤适量有效。

3. 味甘有毒。

4. 归经肝肾。

5. 杀虫镇逆。

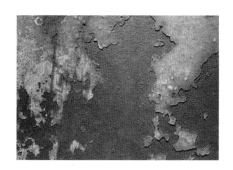

铁锈

铁锈

铁锈收于本草纲，

释名气味验单方。

三方晶系色红褐，

研末调服疗效强。

此物古来能入药，

锈衣刮下燥干藏。

性寒辛苦归肝胃，

清热排毒治烫伤。

【释名】 亦称铁花。

【气味】 平、微湿。

【主治】

下痢脱肛、妇女阴脱。

【诗解】

1. 古方传承。

2. 研末调服。

3. 锈衣燥干藏。

4. 味辛苦归经肝胃。

5. 清热排毒治烫伤。

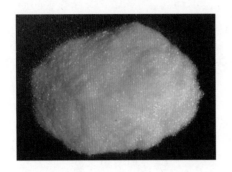

铅霜

该药收于本草纲，

释名详尽验单方。

结晶纯净呈白色，

研末搽涂疗效强。

此物古来宜入药，

收集制品燥干藏。

甘酸寒性归心肺，

去热祛痰能敛疮。

铅霜

【释名】亦名铅白霜。是铅杂水银十五分之一合炼作片放醋坛中密封而成，经久即成霜。

【气味】甘、酸、冷、无毒。

【主治】

小儿惊热、惊风疾。

消渴烦热、喉痹肿痛。

悬雍肿痛、口里疳疮。

鼻血不止、痔疮肿痛。

【诗解】

1. 古方传承。

2. 性甘酸寒。

3. 归经心肺。

4. 祛痰敛疮。

5. 结晶白色。

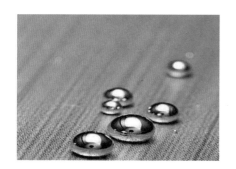

水银

【释名】亦名汞、灵液、姹女。

【气味】辛、寒、有毒。

【主治】

　　急惊风、反胃吐食。

　　胆热鼻血、胎动。

　　胎死腹中、口疮。

水银

该品收于本草纲，

释名灵液验单方。

炼丹不死甚荒谬，

适量涂擦疗效强。

此物古来能入药，

加工过滤瓮中藏。

味辛毒性归肝肾，

利水祛风治恶疮。

【诗解】

1. 古方传承。

2. 涂擦有疗效。

3. 加工过滤瓮中藏。

4. 味辛苦有毒，归经肝肾。

5. 利水祛风治疮。

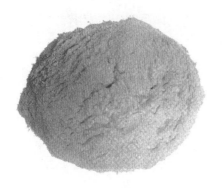

粉锡

该药收于本草纲，

释名详尽验单方。

医疗劳复早痊愈，

涂抹冲服效果强。

此物古来能入药，

采集铅粉保干藏。

辛寒气味无毒性，

消肿杀虫治恶疮。

粉锡

【释名】即铅粉，又有解锡、铅华、定粉、瓦粉、光粉、水粉、白粉、官粉、胡粉等名。旧日妇女用来擦脸。古人称铅为黑锡，所以铅粉又叫作粉锡。

【气味】辛、寒、无毒。

【主治】

　　小儿疳痢、小儿腹胀。

　　身热多汗、绦虫蛔虫。

【诗解】

1. 古方传承。

2. 治疗劳复。

3. 辛寒无毒。

4. 消肿杀虫治恶疮。

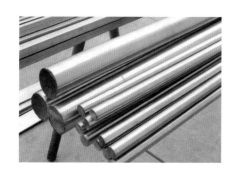

钢

钢

此药归属本草纲，

释名未作费思量。

甘平气味无毒性，

通畅胸膈疗效强。

烦满热中能散解，

积食不化复平常。

金疮封口得痊愈，

主治说明载验方。

【气味】甘、平、无毒。

【主治】

　　　　金疮、烦满热中。

　　　　胸膈气塞、食不化。

【诗解】

1. 释名未作。

2. 甘平无毒。

3. 通畅胸膈。

4. 消食解烦。

5. 全疮封口。

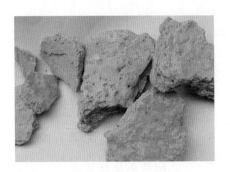

密陀僧

该药归属本草纲，
释名炉底记周详。
银铜熔炼生成物，
研末调涂疗效强。
此物古来能入药，
铅银之气验单方。
辛平咸味小毒性，
消肿祛痰能敛疮。

密陀僧

【释名】亦名没多僧、炉底。

【气味】咸、辛、平、有小毒。

【主治】

消渴饮水、赤白下痢。

痔瘘、婴儿泡疮。

惊气失音、腋下狐臭。

【诗解】

1. 古方传承。

2. 释名炉底。

3. 银铜熔炼生成。

4. 味辛咸小毒。

5. 消肿祛痰敛疮。

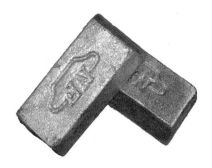

锡

该药归属本草纲，

四方晶系面泽光。

小型颗粒银白色，

研末调敷疗效强。

此物古来能入药，

采集真品燥干藏。

寒甘气味有毒性，

清热生肌治恶疮。

锡

【释名】又名白镴、贺。

【气味】甘、寒、微毒。

【主治】

恶毒风疮。

【诗解】

1. 古方传承。

2. 银白色晶体。

3. 气味甘寒有毒。

4. 清热生肌。

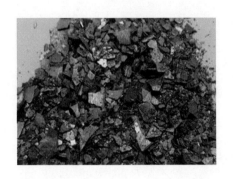

铁落

此物归属本草纲，

释名详细有单方。

等轴晶系铁灰色，

研末调敷疗效强。

铁落古来能入药，

采集洗净晒干藏。

微温辛味无毒性，

补血平肝治恶疮。

铁落

【释名】亦名铁液、铁屑、铁蛾。打铁时，火花散飞，细微如屑，飞动如蛾。

【气味】辛、平、无毒。

【主治】

小儿丹毒。

善怒发狂、惊邪癫。

【诗解】

1. 古方传承。

2. 释名详细。

3. 辛温无毒。

4. 补血平肝。

5. 打铁飞进火花。

铁

该药收于本草纲，

释名详细验单方。

生熟铁块灰黑色，

淬酒煎汤效果强。

此物古来能入药，

采集真品燥干藏。

性寒甘味归心肾，

散血平肝可定狂。

铁

【释名】亦称黑金、乌金。

【气味】熟铁：辛、平、有毒。生铁：

辛、微寒、微毒。

【主治】

耳聋由高烧引起者。

小儿丹毒、打伤瘀血。

【诗解】

1. 古方传承。

2. 释名详细。

3. 淬酒煎汤增效。

4. 性味甘寒，归经心肾。

5. 散血平肝。

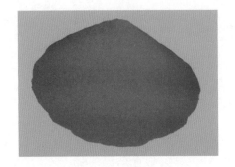

铁粉

该物收于本草纲，

释名简练验单方。

铁灰飞炼呈黑色，

外用调敷疗效强。

铁粉古来能入药，

采集真品燥干藏。

咸平气味无毒性，

补血消痈宜治疮。

铁粉

【释名】乃钢铁飞炼而成。

【气味】咸、平、无毒。

【主治】

伤寒发狂，胡言乱走。

疗疮、风热脱肛。

【诗解】

1. 古方传承。

2. 铁灰黑白。

3. 咸平无毒。

4. 补血消痈。

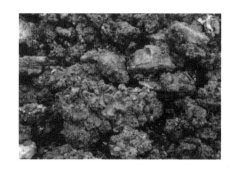

铁精

【释名】亦称铁花。出煅铁炉中，细如尘，以色紫质轻者为佳。

【气味】平、微湿。

【主治】

下痢脱肛、妇女阴脱。

铁精

该品归属本草纲，

释名简练验单方。

三方晶系淡棕色，

研末煎汤疗效强。

此物古来能入药，

收集灰烬燥干藏。

辛平味苦无毒性，

消肿安神治恶疮。

【诗解】

1. 古方传承。

2. 晶体淡棕色。

3. 辛平味苦无毒。

4. 消肿安神。

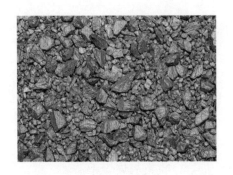

金浆

该药归于本草纲，

释名未作欠周详。

色泽形状不清楚，

注解说明没处方。

此物古来能入药，

久服益寿系荒唐。

辛平气味无毒性，

止痛祛邪治肿疮。

金浆

【主治】

长生神仙。

【诗解】

1. 古方传承。

2. 未作释名。

3. 辛平无毒。

4. 止痛驱邪。

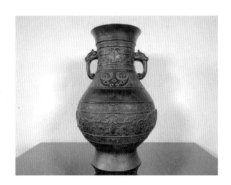

诸铜器

铜器收于本草纲，

释名钻母验单方。

研飞捣末可接骨，

淬酒调服治折伤。

诸物古来能入药，

归经性味不周详。

铜锤烧赤巧施用，

难产横生疗效强。

诸铜器

【释名】铜钴母，一作钻母，熨斗也。

【主治】

铜钴母主治折伤接骨，捣末研飞，和少酒服，不过二方寸匕。

【诗解】

1. 古方传承。

2. 释名钻母。

3. 飞末可接骨。

4. 淬酒调服治折伤。

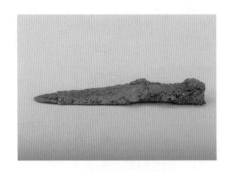

诸铁器

此物收于本草纲，
释名集解皆迷茫。
坚肌耐痛有功效，
铁器烧红酒淬刚。
诸器古来能入药，
归经何处不明朗。
辛平气味有毒性，
劳铁疗风留验方。

诸铁器

【释名】《本草拾遗》的有铁杵、铁刀、故锯、布针、铁钉等5种；《大明本草》的有钥匙、铁犁尖、马衔等三种；《开宝本草》的有铁秤锤、车辖2种。《本草纲目》的新增品有铁铳、铁斧、大刀环、剪刀股、铁镞、铁甲、铁锁、铁铧、马镫等9种。

【气味】辛、平、有毒。

【主治】

坚肌耐痛。

【诗解】

1. 古方传承。

2. 释名未解。

3. 气味辛平有毒性。

4. 坚肌耐痛。

5. 劳铁疗风。

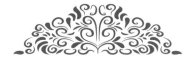

石部

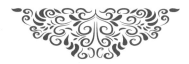

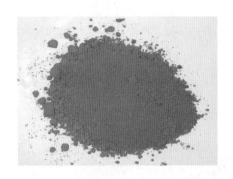

铅丹

【释名】又名黄丹、丹粉、朱粉、铅华。系用铅、硫磺、硝石等合炼而成。

【气味】辛、微寒、无毒。

【主治】

消渴烦乱、吐逆不止。

反胃气逆、赤白泄痢。

吐血、咳血。

寒热疟疾、客忤中恶。

铅丹

该品归属本草纲，

释名简练验单方。

三方晶系淡棕色，

研末煎汤疗效强。

此物古来能入药，

收集灰烬燥干藏。

辛平味苦无毒性，

消肿安神治恶疮。

【诗解】

1. 古方传承。

2. 铅块橙红色。

3. 性寒味辛。

4. 归经心肾。

5. 清热无毒敛疮。

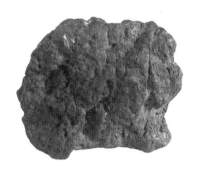

丹砂

该药收于本草纲，

释名简练有单方。

丹砂颗粒暗红色，

适量涂搽效果强。

此物古来宜入药，

采集粉末燥干藏。

微寒甘味小毒性，

明目安神消肿疮。

丹砂

【释名】 朱砂、辰砂、汞砂。

【气味】 甘、寒、有小毒。

【主治】

　　治惊痫、解胎毒痘毒。

【诗解】

1. 古方传承。

2. 丹砂暗红色。

3. 味苦小毒。

4. 明目安神。

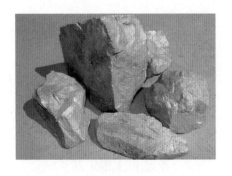

石硫赤

该药收于本草纲，

释名简要有单方。

石硫块状呈红色，

冷水调搽疗效强。

此物古来能入药，

采集真品燥干藏。

苦温气味无毒性，

止血杀虫能治疮。

石硫赤

【释名】亦名石亭脂、石硫丹、石硫芝。为硫磺之呈现红色者，功同硫磺。

【气味】苦、温、无毒。

【主治】

赤鼻作痛、风温脚气。

【诗解】

1. 古方传承。

2. 硫块红色。

3. 味苦无毒。

4. 止血杀虫。

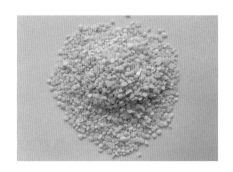

石硫磺

该药收于本草纲，

释名简要有单方。

硫石块状中黄色，

研末调服疗效强。

此物古来能入药，

采集真品燥干藏。

微温酸味有毒性，

壮骨杀虫治痔疮。

石硫磺

【释名】亦称硫磺、黄硇砂、黄牙、阳侯、将军。("磺"原作为"黄")。

【气味】酸、温、有毒。

【主治】

　　腰膝寒冷无力、脚气病。

　　伤寒阴症、积块作痛。

　　气虚暴泄、霍乱吐泻。

【诗解】

1. 古方传承。

2. 硫块中黄色。

3. 味酸有毒性。

4. 壮骨杀虫治痔疮。

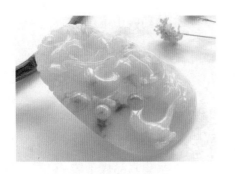

玉

此药收于本草纲，

释名扼要有单方。

天然软玉呈白色，

外用煎汤疗效强。

白玉古来能入药，

采集珍品燥干藏。

性平甘味归心胃，

润肺除烦滋发长。

玉

【释名】亦称玉屑。

【气味】甘、平、无毒。

【主治】

除胃中热、喘息烦满。

止渴、润心肺。

助声喉、滋毛发。

滋养五脏、止烦躁。

【诗解】

1. 古方传承。

2. 天然软玉呈白色。

3. 味甘归经心胃。

4. 润肺、除烦、生发。

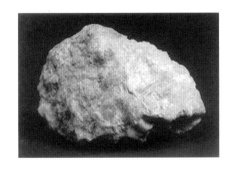

云母

该药收于本草纲，

释名未作有单方。

透明薄片无颜色，

温酒调服疗效强。

云母古来宜入药，

采集真品燥干藏。

性平甘味归脾肺，

止血祛邪能敛疮。

云母

【气味】甘、平、无毒。

【主治】

身皮死肌，中风寒热，如在车船上，除邪气，安五脏，益子精，明目，久服轻身延年。下气坚肌，续绝补中，疗五劳七伤，虚损少气，止痢，久服悦泽不老，耐寒暑，志高神仙。主下痢肠癖补肾冷。

【诗解】

1. 古方传承。

2. 透明薄片无色。

3. 味甘归经脾肺。

4. 止血祛邪敛疮。

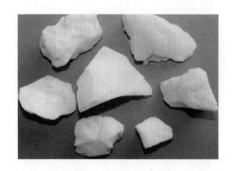

白石英

【气味】 甘、微温、无毒。

【主治】

> 风虚冷痹、肾虚耳聋。
>
> 惊悸善忘、石水肿坚。

白石英

> 该药收于本草纲，
>
> 释名简要有单方。
>
> 石英晶体红烟紫，
>
> 研末调服疗效强。
>
> 此物古来宜入药，
>
> 采集真品晒干藏。
>
> 辛温甘味归心肾，
>
> 补肺安神能壮阳。

【诗解】

1. 古方传承。

2. 晶体红紫色。

3. 辛温味甘，归经心肾。

4. 补肺安神壮阳。

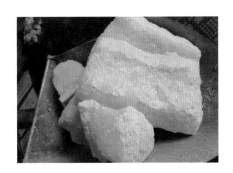

蓬砂

该药收于本草纲，

释名详细验单方。

单晶立柱呈白色，

研末调服疗效强。

此物古来宜入药，

采集真品燥干藏。

甘咸凉性归经肺，

清热消痰治恶疮。

蓬砂

【释名】亦名鹏砂、盆砂。一作硼砂。

【气味】苦、辛、暖、无毒

【主治】

鼻血不止、肺痨。

咽喉谷贼、咽喉肿痛。

喉痹、牙疳。

骨鲠在咽、弩肉瘀突。

【诗解】

1. 古方传承。

2. 单晶白色。

3. 甘咸凉性归经肺。

4. 清热消痰。

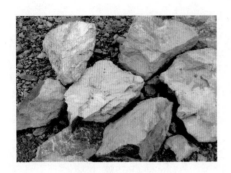

矾石

【释名】亦名涅石、羽涅、羽泽；
煅枯者名巴石，轻白者名柳絮矾。

【气味】酸、寒、无毒。

【主治】

痰中风、胸胃积痰。

风痰病、喉痹乳蛾。

牙齿肿痛、口舌生疮。

矾石

该药收于本草纲，

释名简要有单方。

晶形菱面呈白色，

研末调服疗效强。

此物古来宜入药，

采集精品燥干藏。

寒酸气味无毒性，

止血消痰治损伤。

【诗解】

1. 古方传承。

2. 菱晶白色。

3. 寒酸无毒。

4. 止血消痰。

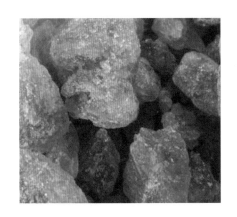

绿矾

该药收于本草纲,

释名简要有单方。

结晶团块色泽绿,

研末调敷疗效强。

此物古来能入药,

采集真品燥干藏。

性寒酸涩归脾肺,

止血除湿治口疮。

绿矾

【释名】亦名皂矾、青矾。煅红者名绛矾或矾红。

【气味】酸、凉、无毒。

【主治】

脾弱黄肿、喉风肿闭。

眼睛红烂、疟疾呕吐。

大便不能、妇女血崩。

腹中食积、走马疳疮。

白秃头疮、小儿头疮。

【诗解】

1. 古方传承。

2. 晶体绿色。

3. 性寒酸涩。

4. 归经脾肺。

5. 止血除湿治百疮。

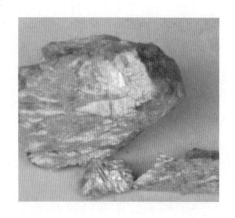

黄矾

该药收于本草纲，

释名集注有单方。

透明块状淡黄色，

研末调敷疗效强。

此物古来宜入药，

采集真品燥干藏。

咸寒酸涩无毒性，

治瘘杀虫能敛疮。

黄矾

【气味】酸涩、咸、有毒。

【主治】

　　　　耳、身上瘢痕。

　　　　急疳蚀齿。

【诗解】

1. 古方传承。

2. 块状透明蛋黄。

3. 咸寒酸涩。

4. 治瘘杀虫敛疮。

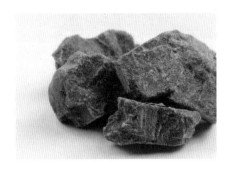

硇砂

该药收于本草纲，

释名简要验单方。

透明晶体呈白色，

细末调敷疗效强。

此物古来宜入药，

采集真品燥干藏。

辛温咸苦归肝胃，

化腐祛痰能敛疮。

硇砂

【释名】亦名 砂、狄盐、北庭砂、气砂、透骨将军。

【气味】咸、苦、辛、温、有毒。

【主治】

　　　　肾脏积冷、痃癖症块。

　　　　反胃、各种痢疾。

　　　　死胎不下、喉痹口噤。

　　　　牙齿肿痛、眼生弩肉。

【诗解】

1. 古方传承。

2. 晶体透明白色。

3. 辛温咸苦。

4. 归经肝胃。

5. 化腐祛痰敛疮。

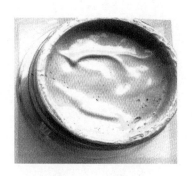

粉霜

该药收于本草纲，

释名简要有单方。

结晶块状呈白色，

研末调敷疗效强。

此物古来能入药，

升华提炼燥干藏。

辛温毒性归肝肺，

利水杀虫治恶疮。

粉霜

【释名】亦名水银霜、白雪、白灵砂。
乃水银或水粉升华而成。

【气味】辛、温、有毒。

【主治】

小儿急惊风、小儿烦躁口渴。

风热惊狂、斑疹生翳。

【诗解】

1. 古方传承。

2. 块状晶体白色。

3. 辛温有毒。

4. 归经肝肺。

5. 利水杀虫。

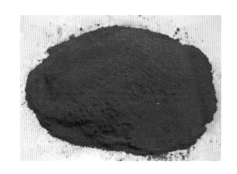

银朱

该药收于本草纲，

释名简要有单方。

泽光细粒朱红色，

研末调敷疗效强。

此物古来能入药，

加工集采燥干藏。

辛温毒性归心肺，

益气杀虫治恶疮。

银朱

【释名】亦名猩红、紫粉霜。用石
亭脂和水银同罐炼成。贴在罐口的
是丹砂，贴在罐内的是银珠。

【气味】辛、温、有毒。

【主治】

　　小儿内钓、痰气结胸。

　　咽喉疼痛、火焰丹毒。

　　筋骨疼痛、血风臁疮。

【诗解】

1. 古方传承。

2. 细粒朱红色。

3. 辛温有毒。

4. 归经心肺。

5. 益气杀虫。

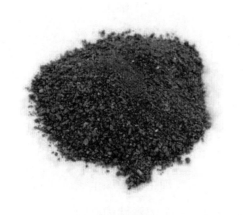

灵砂

该药收于本草纲，

释名简要有单方。

结晶针柱暗红色，

研末调服疗效强。

此物古来能入药，

采集炮制燥干藏。

甘温毒性归心胃，

降逆安神益气阳。

灵砂

【释名】亦名二气砂。乃水银、硫磺合炼而成。水银量多，硫磺量少。

【气味】甘、湿、无毒。

【主治】

　　　伏热吐泻、脾疼反胃。

　　　冷气心痛、九窍出血。

【诗解】

1. 古方传承。

2. 结晶暗红色。

3. 甘温有毒。

4. 归经心胃。

5. 安神益气。

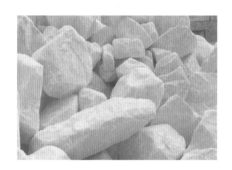

硝石

该药收于本草纲，

释名详细有单方。

透明晶体灰白色，

研末调敷疗效强。

此物古来能入药，

加工炮制燥干藏。

苦咸毒性归脾肺，

消肿祛邪治瘘疮。

硝石

【**释名**】亦名碙硝、苦硝、焰硝、火硝、地霜、生硝、北帝玄珠。

【**气味**】苦、寒、无毒。

【**主治**】

　　头痛欲死、心腹痛。

　　眼红肿痛、眼目障翳。

　　五种淋疾、背疽初起。

【**诗解**】

1. 古方传承。

2. 晶体白色透明。

3. 苦咸有毒。

4. 归经脾肺。

5. 消肿治瘘。

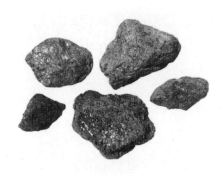

雄黄

该药收于本草纲，

释名清楚有单方。

光泽晶面橘红色，

适量熏涂疗效强。

此物古来能入药，

采集真品晾干藏。

辛温气味无毒性，

清热杀虫治恶疮。

雄黄

【释名】亦名黄金石、石黄、熏黄。

【气味】平、寒、有毒。

【主治】

骨蒸发热、伤寒咳逆。

腹胁痞块、胁下痃癖。

症瘕积聚、食物中毒。

【诗解】

1. 古方传承。

2. 晶面橘红色。

3. 辛温无毒。

4. 清热杀虫。

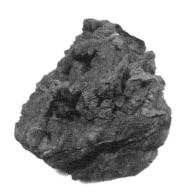

雌黄

该药收于本草纲，

释名未作有单方。

泽光晶面柠檬色，

研末调敷疗效强。

此物古来能入药，

采集真品燥干藏。

辛平气味有毒性，

止痛祛邪治恶疮。

雌黄

【气味】辛、平、有毒。

【主治】

心痛吐水、不下饮食。

癫抽筋、小便不禁。

癫疮、牛皮顽癣。

【诗解】

1. 古方传承。

2. 晶面柠檬色。

3. 辛平有毒。

4. 止痛祛邪治恶疮。

石膏

该药收于本草纲，

释名简要验单方。

纤维板块灰白色，

研末调服疗效强。

此物古来能入药，

采集真品燥干藏。

甘辛寒性归经肺，

清热除烦治烫伤。

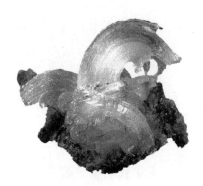

石膏

【释名】亦名细理石、寒水石。

【主治】

伤寒发狂、小儿丹毒。

痰热喘嗽、胃火牙痛。

老人风热、头风流泪。

【诗解】

1. 古方传承。

2. 纤维灰白色。

3. 性寒辛苦甘归经肺。

4. 清热除烦治烫伤。

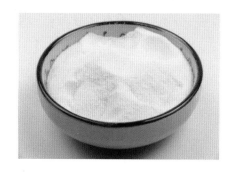

玄明粉

该药收于本草纲，

释名简要有单方。

结晶散粒黄白色，

研末煎汤疗效强。

此物古来能入药，

采集真品燥干藏。

辛甘性冷归肠胃，

泻热消痰治口疮。

玄明粉

【释名】亦称白龙粉。为白净朴硝，先与萝卜处同煎，后与甘划同煎，再经火煅制成。

【气味】辛、甘、冷、无毒。

【主治】

伤寒发狂、鼻血水上。

【诗解】

1. 古方传承。

2. 散粒黄白色。

3. 辛甘性归经肠胃。

4. 消痰治口疮。

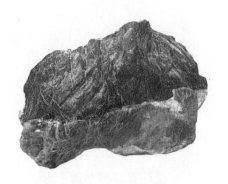

滑石

该药收于本草纲，

释名简要附单方。

扁形块状青白色，

研末调敷疗效强。

此物古来能入药，

采集真品燥干藏。

性寒甘淡归经胃，

清热祛湿治诸疮。

滑石

【释名】亦名画石、液石、石、脱石、冷石、番石、共石。

【气味】甘、寒、无毒。

【主治】

烦热多渴、女劳黄疸。

小便不通、伏暑吐泄。

风毒热疮、热毒怪病。

【诗解】

1. 古方传承。

2. 颜色清白。

3. 甘淡寒归经胃。

4. 清热祛湿。

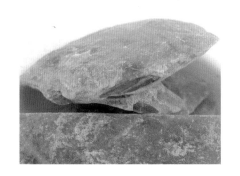

不灰木

该药收于本草纲，

释名简要附单方。

纤维个体灰白色，

研末调敷疗效强。

此物古来能入药，

采集真品燥干藏。

大寒甘味归经肺，

清热除烦消痱疮。

不灰木

【释名】亦名无灰木。其色白，如腐烂的木材，烧之不燃。

【气味】甘、大寒、无毒。

【主治】

咽喉肿痛、五心烦热。

吐泻烦满、气逆腹胀。

【诗解】

1. 古方传承。

2. 颜色灰白。

3. 味甘性寒，归经肺。

4. 清热除烦消痱。

5. 采指石棉。

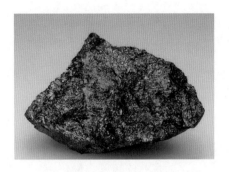

五色石脂

该药收于本草纲，

释名简要附单方。

石脂五色生粘凝，

研末调服疗效强。

此物古来能入药，

采集真品保鲜藏。

甘平气味无毒性，

止血消痰能涩肠。

五色石脂

【气味】五种石脂都是甘、平、无毒。

【主治】

　　赤白痢、痢后脱肛。

　　心痛彻背、小便失禁。

【诗解】

1. 古方传承。

2. 石脂粘凝。

3. 甘平气味。

4. 止血消痰涩肠。

5. 硫酸盐矿物。

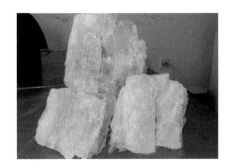

朴硝

该药收于本草纲，

释名简要附单方。

透明块状无颜色，

研末煎汤疗效强。

此物古来宜入药，

采集真品燥干藏。

性寒咸苦归肝胃，

泻热祛痰能涤肠。

朴硝

【释名】亦名硝石朴、盐硝、皮硝（"硝"原作为"消"）。

【气味】苦、寒、无毒。

【主治】

腹中痞块、小便不通。

两眼红肿、眼睑红烂。

喉痹肿痛、口舌生疮。

【诗解】

1. 古方传承。

2. 无色透明。

3. 性寒咸苦，归经肝胃。

4. 泻热祛痰涤肠。

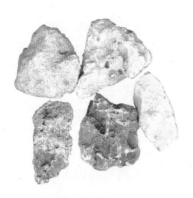

炉甘石

【释名】 亦名炉先生。

【气味】 甘、温、无毒。

【主治】

> 各种翳膜、一切目疾。
> 目中诸症、目暗昏花。
> 耳流脓汁、牙齿稀疏。

炉甘石

该药收于本草纲，

释名简略验单方。

透明晶体纯白色，

研末调敷疗效强。

此物古来宜入药，

采集真品燥干藏。

性平甘味归脾肺，

明目祛湿能敛疮。

【诗解】

1. 古方传承。

2. 纯白透明。

3. 甘平归经脾胃。

4. 明目祛湿。

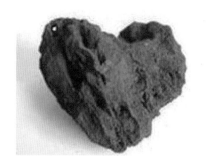

无名异

该药收于本草纲，

释名简要附单方。

结核块状棕黑色，

研末调敷疗效强。

此物古来能入药，

采集真品燥干藏。

咸甘寒性归肝肾，

止血生肌治损伤。

无名异

【释名】亦名炉先生。

【气味】甘、平、无毒。

【主治】

打伤肿痛、骨伤骨折。

丹毒、痔漏。

天泡疮、臁疮。

【诗解】

1. 古方传承。

2. 块状棕黑。

3. 咸甘寒，归经肝肾。

4. 止血生肌。

5. 黑石头。

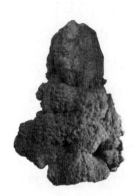

石钟乳

【释名】亦称留公乳、虚中、芦石、
鹅管石、夏石、黄砂石。

【气味】甘、温、无毒。

【主治】

      一切劳嗽、急喘不停。

      吐血损肺、冷泻水止。

石钟乳

该药收于本草纲，

释名简要附单方。

圆形锥柱灰白色，

研末煎汤疗效强。

此物古来宜入药，

采集纯品晒干藏。

性温甘味归经肺，

通乳清痰能壮阳。

【诗解】

1. 古方传承。

2. 锥柱灰白色。

3. 温性味甘归经肺。

4. 通乳壮阳。

5. 石膏。

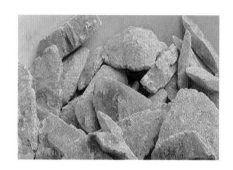

玄精石

该药收于本草纲，

释名简要附单方。

圆形龟板青灰色，

研末调敷疗效强。

此物古来能入药，

采集真品晒干藏。

性温咸味归经肾，

降火滋阴治烫伤。

玄精石

【释名】亦名太乙玄精石、阴精石、玄英石。

【气味】咸、温、无毒。

【主治】

肺热咳嗽、冷热霍乱。

目赤涩痛、舌头呆重。

【诗解】

1. 古方传承。

2. 龟板青灰色。

3. 性温味咸归经胃。

4. 降火滋阴。

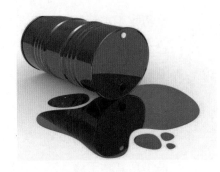

石脑油

该药收于本草纲，

释名简要附单方。

浓稠液体色深褐，

外用涂敷疗效强。

此物古人曾入药，

采集纯品保真藏。

辛寒苦味有毒性，

去癣杀虫治恶疮。

石脑油

【释名】亦名石油、石漆、猛火油、雄黄油、硫磺油。

【气味】辛、苦、有毒。

【主治】

小儿惊热、疮癣虫癞等。

【诗解】

1. 古人入药。

2. 液体深褐色。

3. 辛寒苦味有毒。

4. 去癣杀虫。

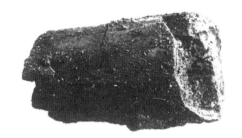

石炭

该药收于本草纲，

释名简要附单方。

乌金石块纯黑色，

研末调敷疗效强。

此物古人曾入药，

采集真品燥干藏。

辛温甘味有毒性，

活血通经治创伤。

石炭

【释名】亦称煤炭、石墨、铁炭、乌金石、焦石。

【气味】甘、辛、温、有毒。

【主治】

刀伤、月经不通。

【诗解】

1. 古来入药。

2. 石块黑色。

3. 辛甘有毒。

4. 活血通经。

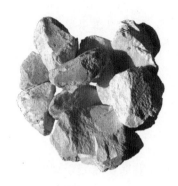

石灰

【释名】亦名石垩、垩灰、希灰、煅石、白虎、矿灰。

【气味】辛、温、有毒。

【主治】

中风口、风牙肿痛。

干霍乱、偏坠气痛。

白带白淫、酒积下痢。

十年血痢、虚冷脱肛。

石灰

该药收于本草纲，

释名简要附单方。

石灰晶体灰白色，

研末调敷疗效强。

此物古来宜入药，

采集真品燥干藏。

辛温苦涩有毒性，

止血杀虫能敛疮。

【诗解】

1. 古来入药。

2. 晶体灰白。

3. 辛温苦涩有毒。

4. 止血杀虫。

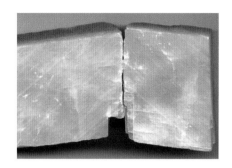

凝水石

该药收于本草纲，

释名简要附单方。

透明晶体无颜色，

研末调敷疗效强。

此物古来能入药，

采集真品燥干藏。

性温辛苦归心肾，

清热祛邪治烫伤。

凝水石

【释名】亦名卤盐、寒石、石碱。
从碱地掘取，用作硝皮。

【气味】辛、寒、无毒。

【主治】

男女转脬，小便困难。

牙龈出血，有洞。

汤火灼伤、小儿丹毒。

【诗解】

1. 古方传承。

2. 无色透明。

3. 辛苦归经心肾。

4. 清热治烫伤。

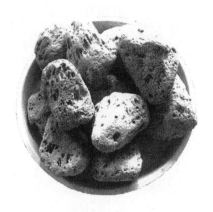

浮石

该药收于本草纲，

释名简要附单方。

卵形块体灰白色，

研末煎汤疗效强。

此物古来能入药，

夏秋挖采晒干藏。

性寒咸味归肝肾，

清肺祛痰消肿疮。

浮石

【释名】亦名海石、水花。

【气味】咸、平、无毒。

【主治】

咳嗽不止、消渴。

血淋砂淋，小便涩痛。

疝气、耳底有脓。

【诗解】

1. 古方传承。

2. 块体灰白。

3. 夏秋挖采。

4. 归经肝肾。

5. 清肺祛痰。

6. 火山喷发后岩浆冷却后形成的一种矿物质，主要成分二氧化硅。

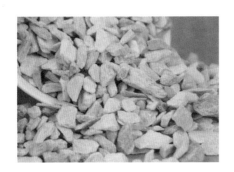

阳起石

【释名】亦名羊起名、白石、石生。

【气味】咸、微温、无毒。

【主治】

丹毒肿痒、阳萎阴汗。

阳起石

该药收于本草纲，

释名简要附单方。

纤维晶体灰白色，

研末调敷疗效强。

此物古来能入药，

采集真品燥干藏。

性温咸味归经肾，

降逆滋阴亦壮阳。

【诗解】

1. 古方传承。

2. 纤维晶体灰白。

3. 归经肾。

4. 滋阴壮阳。

5. 闪石石棉。

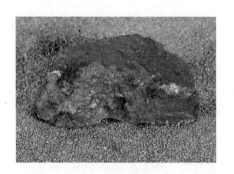

慈石

该药收于本草纲，

释名简要附单方。

体形块状灰黑色，

研末煎汤疗效强。

此物古来能入药，

采集真品燥干藏。

性辛咸味入肝肾，

纳气安神止血疮。

慈石

【释名】亦名玄石、处石、铁石、吸铁石。

【气味】辛、寒、无毒。

【主治】

耳聋、老人虚损。

阳萎、两眼昏障。

子宫不收、脱肛。

【诗解】

1. 古法传承。

2. 体块灰黑。

3. 归经肝肾。

4. 纳气安神。

5. 吸铁石。

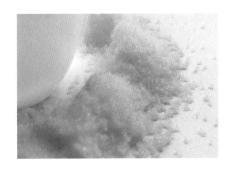

卤咸

该药收于本草纲，

释名简略附单方。

卤盐碱地芒硝土，

研末涂搽疗效强。

此物古来能入药，

采集真品燥干藏。

咸寒味苦无毒性，

消渴祛烦清胃肠。

卤咸

【释名】亦名卤盐、寒石、石碱。
从碱地掘取，用作硝皮。

【气味】苦、寒、无毒。

【主治】

风热赤眼，虚肿涩痛。

【诗解】

1. 古方传承。

2. 系芒硝土。

3. 味苦咸无毒。

4. 消渴清肺。

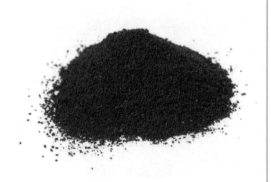

代赭石

【释名】 亦名须丸、血师、土朱、铁朱。

【气味】 苦、寒、无毒。

【主治】

伤寒无汗、小肠疝气。

吐血、血、流鼻血。

妇女血崩、各种疮疖。

代赭石

该药收入本草纲，

释名简要附单方。

球形颗粒棕红色，

研末调敷疗效强。

此物古来宜入药，

采集真品燥干藏。

性平甘苦入肝胃，

止血祛痰能壮阳。

【诗解】

1. 古法传承。

2. 颗粒棕红色。

3. 归经肝胃。

4. 止血壮阳。

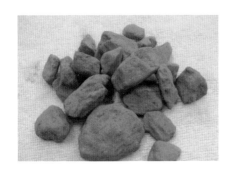

禹余粮

该药收于本草纲，

释名简要附单方。

结核方块红棕色，

研末调敷疗效强。

此物古来宜入药，

采集真品燥干藏。

微寒甘涩归经胃，

止血祛瘀能涩肠。

禹余粮

【释名】亦名白余粮。

【气味】甘、寒、无毒。

【主治】

大肠咳嗽、肠泄不止。

赤白带、崩中漏下。

【诗解】

1. 古方传承。

2. 方块红棕色。

3. 归经胃。

4. 止血祛痰。

5. 褐铁矿。

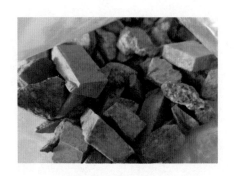

空青

该药收于本草纲，

释名简略附单方。

泽光颗粒深蓝色，

研末调服疗效强。

此物古来能入药，

采集入药燥干藏。

甘寒酸味小毒性，

明目祛风利脉张。

空青

【释名】亦名杨梅青。

【气味】甘、酸、寒、无毒。

【主治】

眼睛昏花不明。

翳障、各种目疾。

【诗解】

1. 古方传承。

2. 颗粒深蓝色。

3. 甘酸小毒。

4. 明目祛风。

5. 营浆石。

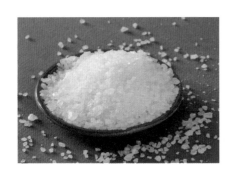

戒盐

【释名】 亦名胡盐、羌盐、青盐、秃登盐、阴土盐。

【气味】 咸、寒、无毒。

【主治】

　　小便不通、风眼烂脸。

戒盐

该药收于本草纲，

释名简要附单方。

石盐纯净青白色，

研末调服疗效强。

此物古来能入药，

采集真品燥干藏。

性寒咸味归心肾，

凉血消毒治痔疮。

【诗解】

1. 古方传承。

2. 石盐青白色。

3. 归经心肾。

4. 凉血消毒。

曾青

该药收于本草纲，

释名简要附单方。

泽光颗粒深蓝色，

研末调敷疗效长。

此物古来能入药，

采集真品燥干藏。

酸寒气味小毒性，

明目杀虫止涩痒。

曾青

【释名】曾，音层。曾青，即层青。
就是成为层状的空青。

【气味】酸、小寒、无毒。

【主治】

　　风热目疾、耳内恶疮。

【诗解】

1. 古方传承。

2. 颗粒深蓝色。

3. 寒酸有毒。

4. 明目杀虫。

5. 系天然硫酸铜。

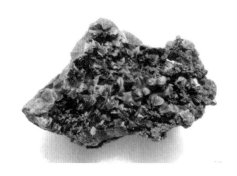

绿青

该药收于本草纲,

释名简要附单方。

莹光钟乳色泽绿,

研末调敷疗效强。

此物古来宜入药,

采集真品燥干藏。

寒酸气味有毒性,

催吐祛痰能敛疮。

绿青

【释名】亦名石绿、大绿。生于铜矿中。

【气味】小毒。

【主治】

急惊昏迷、风痰迷闷。

【诗解】

1. 古方传承。

2. 钟乳绿色。

3. 寒酸有毒。

4. 催吐祛痰。

5. 孔雀石。

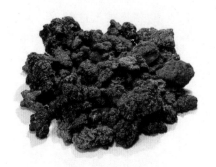

扁青

该药收于本草纲，

释名简要附单方。

泽光颗粒深蓝色，

研末调敷疗效强。

此物古来能入药，

采集真品燥干藏。

酸咸气味小毒性，

明目祛痰治创伤。

扁青

【释名】亦名石青、大青。即今矿物学上的石青。

【气味】甘、平、无毒。

【主治】

顽痰不化等症，兼有明目、利痰、生精、平肝等功效。

【诗解】

1. 古方传承。

2. 颗粒深蓝色。

3. 酸咸有毒。

4. 明目祛痰。

5. 单斜晶系。

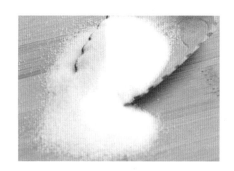

食盐

该药收于本草纲，

释名简要附单方。

透明晶体呈白色，

催吐煎汤宜炒黄。

此物古来常入药，

采集真品燥干藏。

性寒咸味入肝肾，

清火祛风能止痒。

食盐

【**释名**】亦名鹾。

【**气味**】甘、咸、寒、无毒。

【**主治**】

下部蚀疮、下痢肛痛。

风热牙痛、齿痛出血。

小舌下垂、眼常流泪。

【**诗解**】

1. 古方传承。

2. 白色透明。

3. 归经肝肾。

4. 祛风止痒。

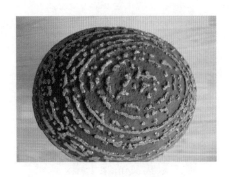

石胆

该药收于本草纲，

释名简要附单方。

结晶块状浅蓝色，

研末调服疗效强。

此物古来能入药，

采集真品燥干藏。

寒酸辛味小毒性，

催吐祛痰治恶疮。

石胆

【释名】亦名胆矾、黑石、君石、毕石、铜勒、立制石。

【气味】酸、辛、寒、有毒。

【主治】

喉痹喉风、口舌生疮。

走马牙疳、赤白癜风。

甲疽肿痛、痔疮热肿。

【诗解】

1. 古方传承。

2. 块状蓝色。

3. 寒酸小毒。

4. 催吐祛痰。

5. 系铜盐，硫酸铜。

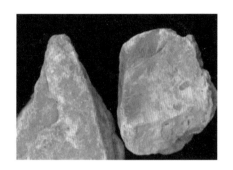

砒石

该药收于本草纲，

释名简要附单方。

泽光晶体呈白色，

研末调敷疗效强。

此物古来能入药，

采集真品燥干藏。

辛酸苦味大毒性，

截虐杀虫治癣疮。

砒石

【释名】亦名信石、人言。生者名砒黄，炼者名砒霜。

【气味】苦、酸、暖、有毒。李时珍认为：辛、酸、大热、有大毒。

【主治】

中风痰壅、休息下痢。

走马牙疳、项上瘰疬。

【诗解】

1. 古方传承。

2. 白色晶体。

3. 心酸苦大青。

4. 截虐杀虫。

5. 信石砷华。

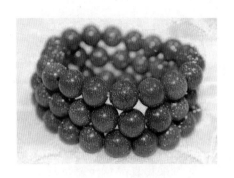

金星石

【释名】金星石，石外有金色麸片；
银星石，石外有银色麸片。两者的
药效，大体相似。

【气味】甘、寒、无毒。

【主治】

吐血咳血。

金星石

该药收于本草纲，

释名简要附单方。

金砂块状闪光耀，

研末汤服疗效强。

此物古来能入药，

采集真品燥干藏。

甘寒气味无毒性，

止血祛风治肺伤。

【诗解】

1. 古方传承。

2. 金砂闪光。

3. 甘寒无毒。

4. 止血祛风。

5. 属水晶族。

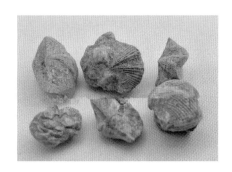

石燕

石燕

【释名】石燕状如蚬蛤，色如土，坚重如石。李时珍指出，石燕有二：一种是这里所录的石燕，乃是石类；另一种是乳铜中的石燕，乃是禽类。禽类石燕，常为助阳药。许多人因此误以为石类石燕也是助阳药。这是错远了。

【气味】甘、凉、无毒。

【主治】

　　伤寒尿涩，小腹胀满。

　　久年肠风、牢牙止痛。

石燕

该药收于本草纲，

释名简要附单方。

瓦楞石块青灰色，

磨汁煎汤疗效强。

此物古来能入药，

采集真品燥干藏。

甘凉咸味归经肾，

利尿祛湿治痔疮。

【诗解】

1. 古方传承。

2. 石块青灰色。

3. 归经肾膀胱。

4. 利尿祛湿。

5. 系化石。

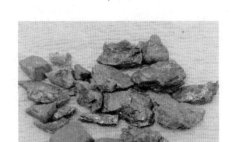

礞石

该药收于本草纲，

释名简要附单方。

泽光石块青灰色，

研末煎汤疗效强。

此物古来能入药，

采集真品燥干藏。

性平咸味归肝肺，

下气消食治热疮。

礞石

【释名】礞石有青、白二种，以青者为好。打开须有白星点，无星点者不入药。

【气味】甘、咸、平、无毒。

【主治】

湿热痰症、急慢惊风。

一切虚冷久积。

【诗解】

1. 古方传承。

2. 石块青灰色。

3. 归经肝肺。

4. 下气消石。

5. 云母片岩。

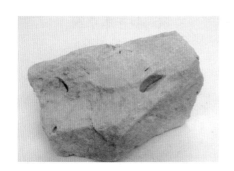

花乳石

该药收干本草纲，

释名简要附单方。

乳石块状呈白色，

研末调服疗效强。

此物古来能入药，

采集真品燥干藏。

涩平酸味无毒性，

止血行瘀治损伤。

花乳石

【释名】亦名花蕊石。

【气味】酸涩、平、无毒。

【主治】

五内崩损、大出血。

多年目翳、脚缝出水。

【诗解】

1. 古方传承。

2. 白色石块。

3. 酸涩无毒。

4. 止血行淤。

5. 花蕊石。

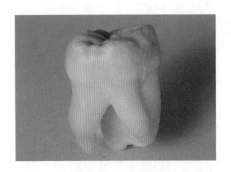

金牙石

该药收于本草纲，

释名简要附单方。

捣石制作金牙酒，

研末调服效力刚。

此物古来能入药，

采集真品燥干藏。

咸平气味无毒性，

缓弱祛湿消渴强。

金牙石

【释名】亦名黄牙石。

【气味】咸、平、无毒。

【主治】

　　　虚劳湿冷。

【诗解】

1. 古方传承。

2. 捣黄石制成。

3. 咸平无毒。

4. 消褐祛湿。

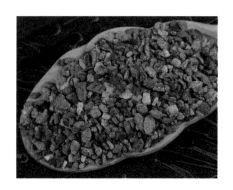

紫石英

【气味】甘、温、无毒。

【主治】

补不足，定惊悸，安魂魄，填下焦，止消渴，养肺气，治惊痫，蚀脓。

紫石英

该药收于本草纲，

释名简略附单方。

萤石块状色泽紫，

研末煎汤效力刚。

此物古来能入药，

采集真品燥干藏。

性辛甘味归心肾，

温肺安神消渴强。

【诗解】

1. 古方传承。

2. 萤石紫色。

3. 归经心肾。

4. 温肺安神。

5. 卤化萤石。

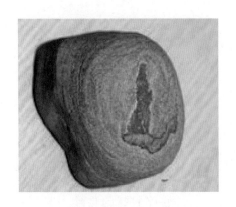

菩萨石

【气味】甘、平、无毒。

【主治】

解药毒蛊毒，及金石药发动作痈疽渴疾，消扑损瘀血，止热狂惊痫，通月经，解风肿，除淋，并水磨服。蛇虫蜂狼犬毒箭等伤，并末敷之。明目去翳。

菩萨石

该药收于本草纲，

释名未作附单方。

水晶石块莹白色，

研末调敷疗效强。

此物古来能入药，

采集真品燥干藏。

甘平气味无毒性，

清热消瘀治箭伤。

【诗解】

1. 古方传承。

2. 白色水晶。

3. 甘平无毒。

4. 清热消瘀。

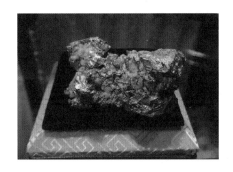

锡吝脂

该药收于纲目间，

释名集解未齐全。

归经性味皆忽略，

主治单方留散丸。

此物古来西域地，

如今不见有传承。

小儿天吊能生效，

研末调服保命丹。

锡吝脂

【释名】此乃波斯国银矿也。一作
悉蔺脂。

【主治】

目生翳膜。

【诗解】

1. 释名未解。

2. 来自西域。

3. 古单方留有记载。

4. 治小儿吊天风。

5. 如今已不多见。

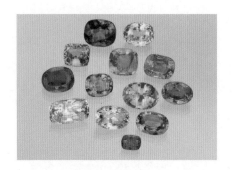

宝石

该药收于本草纲，

释名简要仅一方。

宝石首饰泽光彩，

研末调服功力刚。

此物多来西域地，

采集珍品保真藏。

安神补血有疗效，

散热祛邪治火伤。

宝石

【释名】宝石出西番、回鹘地方诸坑井内，云南、辽东亦有之。有红、绿、碧、紫数色。碧者，唐人谓之瑟瑟。红者，宋人谓之。今通呼为宝石。以镶首饰器物，大者如指头，小者如豆粒，皆碾成珠状。

【主治】

去翳明目，入点药用之。

【诗解】

1. 古传一方。

2. 来自西域。

3. 安神补血。

4. 散热祛邪。

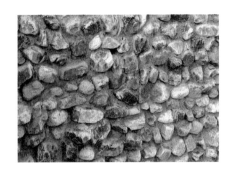

蜜栗子

该药收于本草纲，

释名忽略未留方。

归经性味亦缺项，

炮制调服皆不详。

产自江浙川广地，

丹炉采作制三黄。

蛇黄蜜栗身生刺，

金线缠身紫褐光。

蜜栗子

【释名】蜜栗子生川、广、江、浙金坑中，状如蛇黄而有刺，上有金线缠之，色紫褐，亦无名异之类也。丹炉家采作五金匮药，制三黄。

【主治】

金疮折伤，有效。

【诗解】

1. 未作释名。

2. 没有单方。

3. 产自江浙川广。

4. 单炉炼制。

5. 栗身闪紫褐光。

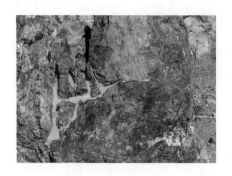

铜矿石

该药收于本草纲，

只留集解与单方。

归经未注疑忽略，

研末搽涂疗效强。

此物古来能入药，

采集真品燥干藏。

寒酸气味小毒性，

消肿祛邪治恶疮。

铜矿石

【释名】铜矿石，状如姜石而有铜星，熔之取铜也，出铜山中。

【气味】酸、寒、有小毒。

【主治】

疔肿恶疮、为末傅之。

驴马脊疮、臭腋、磨汁涂之。

【诗解】

1. 古方传承。

2. 归经不明。

3. 寒酸小毒。

4. 消肿治恶疮。

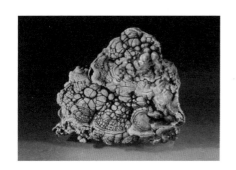

青琅玕

【释名】青琅玕，生蜀郡平泽，采无时，此蜀郡赋所称青珠，黄环者也。琅玕有数种色，以青者入药为胜，是琉璃之类，火齐宝也。

【气味】辛、平、无毒。

【主治】

身痒，火疮痈疡，疥瘙死肌。白秃，浸淫在皮肤中，煮炼服之，起阴气，可化为丹。疗手足逆胪。石阑干；主石淋，破血，产后恶血，磨服，或煮服，亦火烧投酒中服。

青琅玕

该药收于本草纲，

释名简要附单方。

珊瑚鹿角色泽绿，

研末调服疗效强。

此物古来能入药，

采集真品晾干藏。

辛平气味无毒性，

破血祛风能止痒。

【诗解】

1. 古方传承。

2. 绿色珊瑚。

3. 辛平无毒。

4. 破血祛风。

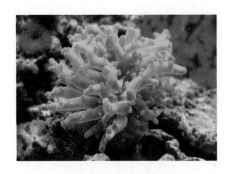

珊瑚

此药归于本草纲，

释名未作附单方。

树枝棒状质坚硬，

研末调服疗效强。

红色珊瑚生海底，

采集入药晒干藏。

甘平气味无毒性，

明目安神能敛疮。

珊瑚

【气味】甘、平、无毒。

【主治】

去目中翳，消宿血。

为末吹鼻，止鼻衄。

明目镇心，止惊痫。

【诗解】

1. 古方传承。

2. 红色珊瑚。

3. 甘平无毒。

4. 明目安神。

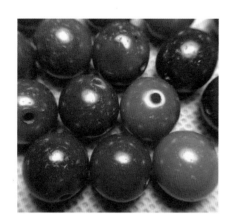

马脑

【释名】玛瑙。

【气味】辛、寒、无毒。

【主治】

　　辟恶、熨目赤烂。

马脑

该药收于本草纲，

释名简要附一方。

柱形块状棕红色，

研末调服疗效强。

此物古来能入药，

采集真品燥干藏。

寒辛气味无毒性，

清热祛邪明目光。

【诗解】

1. 古方传承。

2. 柱状块棕红色。

3. 寒辛无毒性。

4. 清热明目。

5. 玛瑙。

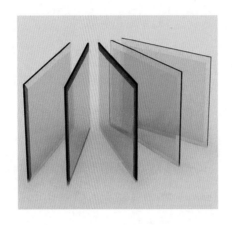

玻璃

此药收于本草纲，

释名未作附单方。

莹如水玉生晶彩，

研末调服疗效强。

此物古来能入药，

采集真品燥干藏。

辛寒气味无毒性，

清热安心明目光。

玻璃

【气味】辛、寒、无毒。

【主治】

惊悸心热、去赤眼。

【诗解】

1. 古方传承。

2. 莹光如玉。

3. 辛寒无毒。

4. 安心明目。

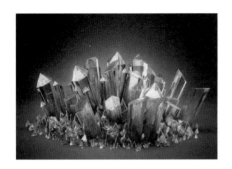

水精

该药收于本草纲，

释名简练附一方。

透明晶体泽光亮，

加热调敷疗效强。

此物古来能入药，

采集真品燥干藏。

寒辛气味无毒性，

熨目清心止泪汪。

水精

【**释名**】水晶。

【**气味**】辛、寒、无毒。

【**主治**】

　　熨目、除热泪。

【**诗解**】

1. 古方传承。

2. 晶体透明。

3. 寒辛无毒。

4. 清心熨目。

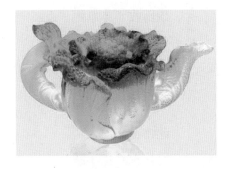

琉璃

该药收于本草纲，

释名简要附单方。

火齐如玉泽光彩，

冷熨调敷益健康。

此物古来能入药，

采集真品燥干藏。

归经性味不详细，

清热祛邪明目光。

琉璃

【释名】火齐。汉书作流离，言其流光陆离也。火齐，与火珠同名。

【主治】

身热目赤，以水浸冷熨之。

【诗解】

1. 古方传承。

2. 光泽如玉。

3. 归经不详。

4. 清热祛邪。

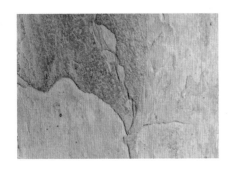

石面

此药收于本草纲,

释名细致附单方。

无形石面传奇事,

研末敷之明目光。

此物古时曾现世,

饥民食面度灾荒。

甘平气味无毒性,

消渴祛瘀治箭伤。

石面

【释名】石面不常生,亦瑞物也。或曰饥荒则生之。

【气味】甘、平、无毒。

【主治】

解药毒蛊毒,及金石药发动作痈疽渴疾,消扑损瘀血,止热狂惊痫,通月经,解风肿,除淋,并水磨服。

蛇虫蜂狼犬毒箭等伤,并末敷之。

明目去翳。

【诗解】

1. 古方传承。

2. 灾年现世。

3. 甘平无毒。

4. 消渴治箭伤。

5. 石头面子。

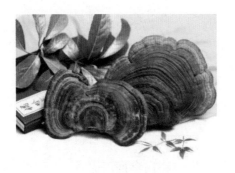

石芝

该物收于纲目间，

释名详细话遗传。

石芝当是长生药，

上品功能延寿年。

描述从无得考证，

抱朴仙药载齐全。

归经性味不清楚，

捣末服之身若仙。

石芝

【释名】石芝者，石象芝也。石桂
芝生石穴中，有枝条似桂树，而实
石也。

【主治】

洪曰：诸芝捣末，或化水服，
令人轻身长生不老。

【诗解】

1. 长生之药。

2. 《抱朴仙药》记载。

3. 归经性味不清。

4. 石象芝。

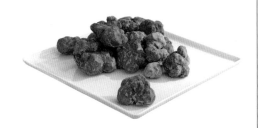

土黄

【主治】

　枯瘤赘痔乳，食瘘疬并诸疮恶肉。

土黄

该药收于本草纲，
释名未作附单方。
土黄乃是中成药，
坑内埋藏时日长。
此物前人曾记载，
采集方法不周详。
消除恶肉有功效，
主治枯瘤能敛疮。

【诗解】

1. 前人有记载。

2. 乃中成药。

3. 消除恶肉。

4. 主治枯瘤。

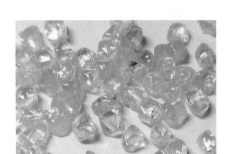

金刚石

此药收于本草纲，

释名简要附单方。

补瓷钻玉有神力，

出自扶南日久长。

体似紫英生水底，

采集真品可收藏。

前人记载多奇妙，

磨水涂汤治火伤。

金刚石

【释名】金刚钻。其砂可以钻玉补瓷，故谓之钻。

【主治】

　　磨水涂汤火伤。

　　作钗钚服佩，辟邪恶毒气。

【诗解】

1. 古方传承。

2. 生在水底紫英。

3. 产自扶南。

4. 水磨汤治火伤。

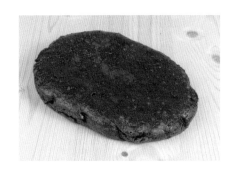

砭石

【释名】针石。

【主治】

　　刺百病痈肿。

砭石

此物收于本草纲，

释名简要验单方。

砭石如玉出滨海，

磨作石针医病伤。

方法古来多记载，

辨识真假忌荒唐。

专家世代做工具，

针刺疗伤功效强。

【诗解】

1. 古方传承。

2. 砭石如玉系微晶灰岩。

3. 做针刺疗伤工具。

4. 产于滨海。

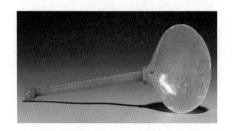

杓上砂

【释名】此淘米杓也。有木杓、瓢杓，皆可用。

【主治】

面上风粟，或青或黄赤，隐暗涩痛，及人唇上生疮者，本家杓上刮去唇砂一二粒，即安。又妇人吹乳，取砂七枚，温酒送下，更以炊帚枝通乳孔。此皆莫解其理。

杓上砂

此物收于本草纲，

释名未作附单方。

自家杓上刮砂粒，

温酒调服疗乳伤。

淘米木瓢都可用，

归经性味不周详。

皮生风粟去疼痛，

道理说明很勉强。

【诗解】

1. 古方传承。

2. 系杓上刮下的砂粒。

3. 归经性味不详。

4. 去风粟疼痛。

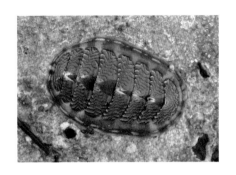

石鳖

【释名】石鳖生海边，形状大小俨如虫，盖亦化成者。虫俗名土鳖。

石鳖

此物收于本草纲，

释名未作致迷茫。

归经何处不清楚，

用药说明亦勉强。

石鳖化石能入药，

采集真品晒干藏。

甘凉气味无毒性，

主治淋疾血病殇。

【诗解】

1. 释名未作。

2. 归经不详。

3. 甘凉无毒。

4. 治淋疾病殇。

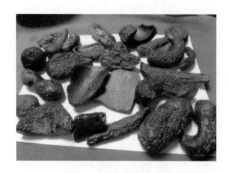

雷墨

此物收于本草纲，

释名未作也无方。

简单集解仅描绘，

出处说明很勉强。

该物只知能入药，

归经性味不端详。

雷州春夏多雷雨，

雨后得石闪墨光。

雷墨

【释名】《刘恂岭表录异》云：雷州骤雨后，人于野中得石如翳石，谓之雷公墨，扣之铮然，光莹可爱。

【诗解】

1. 释名未作。

2. 没有单方。

3. 产于雷州。

4. 雨后得闪光石。

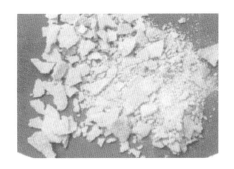

汤瓶内硷

【释名】此煎汤瓶内澄结成水硷，如细砂者也。

【主治】

　　消渴引饮。

汤瓶内硷

此物收于本草纲，

释名未作附单方。

汤瓶内硷如砂细，

研末煎汤止渴强。

该硷古来能入药，

采集洗净燥干藏。

归经性味不清楚，

加醋调服降尿糖。

【诗解】

1. 释名未作。

2. 硷如细砂。

3. 归经性味不详。

4. 加醋调服降尿糖。

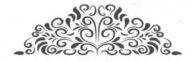

草

部

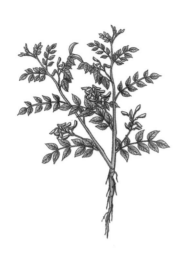

甘草

紫花青叶茎根粗，

夹果长圆籽似珠。

生在丘陵荒土地，

繁殖沙漠易荣枯。

味甜特异升阳气，

温性祛痰解热毒。

主治丹方常见效，

调和诸药化冲突。

甘草

【释名】亦名蜜甘、蜜草、美草、草、
灵通、国老。

【气味】（根）甘、平、无毒。

【主治】

伤寒咽痛、肺热喉痛。

肺痿久嗽、小儿热嗽。

儿童遗尿、小儿干瘦。

【诗解】

1. 古方传承。

2. 蜜草。

3. 春秋收采。

4. 归心肺脾胃经。

5. 补脾益气，清热解毒。

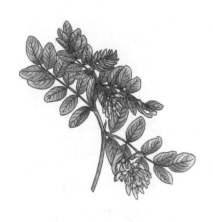

黄芪

分枝复叶主根肥，

荚果柔毛尖刺锥。

夏旺秋枯常变化。

春来冬去又轮回。

富含碳水化合物，

保有甘酸生物酶。

养肺归经能固表，

强身壮体补虚亏。

黄芪

【释名】亦名戴糁、戴椹、草、百本、王孙。（"芪"原作为"耆"）。

【气味】（根）甘、微温、无毒。

【主治】

小便不通、酒疸黄疾。

萎黄焦渴、老人便秘。

血淋少、吐血。

【诗解】

1. 古方传承。

2. 王孙。

3. 春秋挖采。

4. 归脾肺经。

5. 补气固表，利尿生肌。

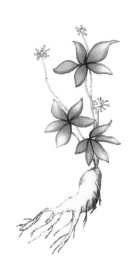

人参

生在长白松树林,

红花绿叶喜凉阴。

人衔神草有奇效,

鬼盖还丹活血参。

研末熬汤能治病,

食疗滋补可强身。

地精八两称瑰宝,

气味甘纯最养神。

人参

【释名】亦名黄参、血参、人衔、鬼盖、神草、土精、地精、海腴、皱面还丹。

【气味】(根)甘、微寒、无毒。

【主治】

胸中痞坚,胁下逆气抢心。

脾胃气虚,不思饮食。

胃寒气满,饥不能食。

胃虚恶习,或呕吐有痰。

【诗解】

1. 古方传承。

2. 黄参。

3. 九月收采。

4. 归脾肺心经。

5. 补元气,生津,安神。

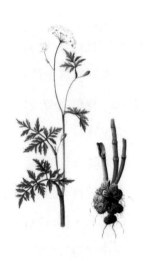

芎穷

【释名】亦名胡 、川芎、香果、山鞠穷。

【气味】（根）辛、温、无毒。

【主治】

气虚头痛、产后头痛。

风热头痛、头晕目眩。

小儿脑热、牙烂口臭。

各种疮肿、产后乳悬。

芎穷

青枝绿茎小花白，

羽叶招摇香气来。

油管如丝穿幼果，

尖头似杵入芎怀。

祛风活血止心痛，

行气调经消肿塞。

自古归经称妙药，

丹丸散剂有名牌。

【诗解】

1. 古方传承。

2. 川芎。

3. 夏季收采。

4. 归肝胆心经。

5. 活血行气，止痛祛风。

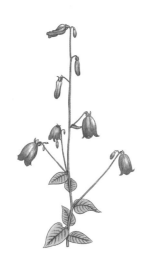

沙参

【释名】亦名白参、知母、羊乳、羊婆奶、铃儿草、虎须、苦心。

【气味】（根）苦、微寒、无毒。

【主治】

　　肺热咳嗽、突然发疝。

沙参

知母文希名苦心，

养阴解热益生津。

草丛石缝青苗壮，

花冠披针蒴果欣。

惊气补中安五脏，

浮风合胃转基因。

质轻无臭有甜味，

免疫提高抗病菌。

【诗解】

1. 古方传承。

2. 知母。

3. 秋季采挖。

4. 归肺胃经。

5. 润肺化痰，养阴清热。

荠苨

杏叶沙参白面根，

山坡草地隐其身。

金钟花冠呈蓝紫，

蒴果椭圆似卵真。

凉性微甘生苦味，

归经入肺补虚阴。

春来野菜可食用，

消渴强中靠荠苨。

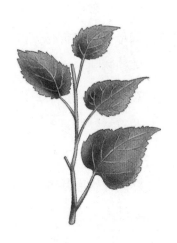

荠苨

【释名】读如齐尼。亦名杏参、杏叶沙参、甜桔梗、白面根。苗名隐忍。

【气味】（根）甘、寒、无毒。

【主治】

强中、消渴。

疗疮肿毒、脸上黑泡。

【诗解】

1. 古方传承。

2. 杏参。

3. 春季收采。

4. 甘寒无毒。

5. 强中消渴。

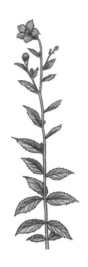

桔梗

花萼如钟耀紫星，

圆形蒴果叶轮生。

根扎沙土喜凉爽，

长在山坡不怕风。

辛苦安神能理气，

性平活血易通经。

利咽宣肺开胸闷，

解热消炎可镇疼。

桔梗

【释名】亦名白药、梗草、荠。

【气味】（根）辛、微温、有小毒。

【主治】

　胸满不痛、伤寒腹胀。

　痰嗽喘急、肺痈咳嗽。

　口舌生疮、虫牙肿痛。

【诗解】

1. 古方传承。

2. 白荷。

3. 春秋采挖。

4. 归肺经。

5. 宣肺，利咽。

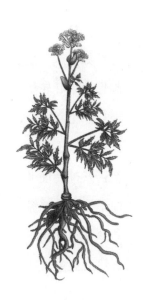

当归

粗茎分枝白色花，

果实如卵叶光滑。

根扎肥沃沙壤土。

身在低温高海拔。

性味甘辛生药力，

芳香浓郁赛奇葩。

益神补气强形体，

和血调经称大拿。

当归

【释名】亦名干归、山蕲、白蕲、
文无。

【气味】（根）苦、温、无毒。

【主治】

　　血虚发热、失血过多。

　　鼻血不止、小便出血。

　　头痛欲裂、手臂疼痛。

【诗解】

1. 古方传承。

2. 山蕲。

3. 秋末挖采。

4. 归肝心脾经。

5. 活血止痛润肠。

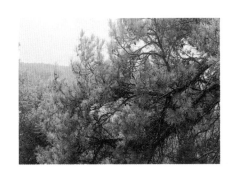

长松

生在山坡石缝间，

冬芽红褐卵端尖。

千叠乔木常伏卧，

球果鳞脐种子圆。

针叶硬直穿气孔，

树皮剥裂老枝弯。

化痰平喘止咳嗽，

主治长期气管炎。

长松

【释名】亦名仙茆。生古松下，根色如荠，味似人参。

【气味】(根) 甘、温、无毒。

【主治】

　　　风血宿疾，亦解诸虫毒。

【诗解】

1. 古方传承。

2. 仙茆。

3. 四季可采。

4. 化痰平喘。

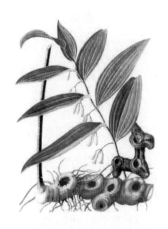

黄精

米脯垂珠老虎姜，

白花青茎子房长。

轮生无柄小尖叶，

打种披针空果囊。

补气养阴能益肾，

健脾润肺治痨伤。

补精乌发壮筋骨，

抗病延年降血糖。

黄精

【释名】亦名黄芝、戊已芝、菟竹、鹿竹、仙人余粮、救穷草、米铺、野生姜、重楼、鸡格、龙御、垂珠。

【气味】(根) 甘、平、无毒。

【主治】

　　补肝明目、大风癞疮。

　　脾胃虚弱、体倦乏力。

【诗解】

1. 古方传承。

2. 黄芝。

3. 春秋收采。

4. 归脾肺肾经。

5. 补气养阴，润肺益肾。

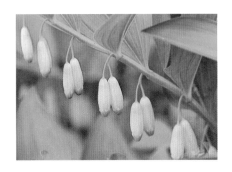

萎蕤

【释名】 亦名女萎、葳蕤、萎、委萎、萎香、荧、玉竹、地节。

【气味】（根）甘、平、无毒。

【主治】

　　眼红兼有涩、痛。

　　眼见黑花、红痛昏暗。

　　小便涩、发热口干。

萎蕤

玉竹羽盖晃铃铛，

女草摇旌泽玉光。

苞片披针花卷筒，

蓝黑浆果有奇香。

青苗怕涝喜凉爽，

厚土栽植宜向阳。

润燥养阴能止渴，

味甘清肺治痨伤。

【诗解】

1. 古方传承。

2. 玉竹。

3. 秋季采挖。

4. 归肺胃经。

5. 润肺止咳。

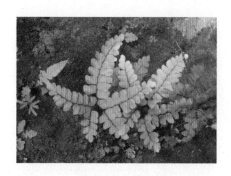

铁线草

惧怕强光不耐寒，

喜生岩壁水溪边。

匍匐地面茎根壮，

绽放花穗颜色鲜。

活络祛风能解热，

生肌止血克筋挛。

无毒微苦性平淡，

入药归经利胆肝。

铁线草

【释名】微苦、平、无毒。

【气味】苦、微温、无毒。

【主治】

男女诸风。

【诗解】

1. 古方传承。

2. 假地豆。

3. 9—10 月收采。

4. 归肝经。

5. 清热解毒。

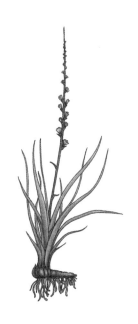

知母

【释名】亦名 母、连母、母、货母、地参、水参 (水须、水浚)、莐、藩、苦心、心草。

【气味】 (根) 苦、寒、无毒。

【主治】

痰嗽、久嗽气急。

妊娠不足月、腹痛欲产。

紫癜风疾、甲疽。

知母

生在山坡杂草丛，

喜温耐旱叶长青。

红白花絮成一簇，

直茎披针圆柱形。

种子皮薄黑且硬，

须根入药苦寒平，

归经肺胃驱干燥，

清热滋阴便秘通。

【诗解】

1. 古方传承。

2. 地参。

3. 春秋采收。

4. 归肺胃肾经。

5. 清热泻火。

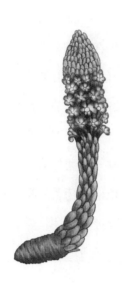

肉苁蓉

肉苁蓉

沙漠人参根寄生，

紫白花穗闪晶莹。

披针叶片连枝茎，

蒴果无毛似卵形。

长在荒丘沙土地，

芸身高大傲清风。

益精补肾润肠道，

温性咸甘治血崩。

肉苁蓉

【释名】亦名肉松容、黑司命。

【气味】甘、微温、无毒。

【主治】

　　劳伤，精败面黑。

　　肾虚白浊、汗多便秘。

　　消中易饥、破伤风。

【诗解】

1. 古方传承。

2. 黑司命。

3. 春季挖采。

4. 归肾大肠经。

5. 补肾益精。

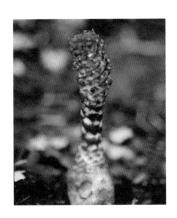

列当

【释名】亦名栗当、草苁蓉、花苁蓉。

【气味】（根）甘、温、无毒。

【主治】

男子五劳七伤、阳痿等症。

列当

寄生栒树草苁蓉，

枝茎无毛圆柱形。

花冠钟唇成紫色，

叶鳞雄蕊似白莹。

集中草地小溪畔，

长在松林灌木丛。

补肾强筋消水肿，

甘咸入药治遗精。

【诗解】

1. 古方传承。

2. 花苁蓉。

3. 4—6 月摘菜。

4. 补肾强筋。

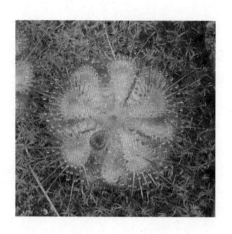

锦地罗

夜落金钱能捕虫，

腺毛莲座吊芙蓉。

雄花雌蕊开瓶口，

种子棕黑脉纹清。

生在山坡薄土地，

一年四季叶青青。

性寒味淡消炎症，

理肺疗疳化溃脓。

锦地罗

【释名】(根) 微苦、平、无毒。

【气味】苦、微温、无毒。

【主治】

山岚、瘴毒。

疮毒及其他中毒。

【诗解】

1. 古方传承。

2. 金雀梅。

3. 夏季收采。

4. 归肺大肠经。

5. 清热祛湿。

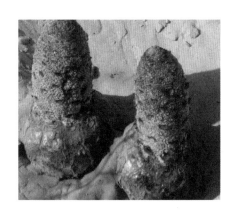

锁阳

锁阳芽体寄根生，

茎具粗长圆柱形。

鳞片稀疏如叶卵，

花丝极短并雌雄。

红皮种子壳坚硬，

铁棒毛球颜色棕。

肉质味甘温性暖，

归经肝肾益血精。

锁阳

【气味】甘、温、无毒。

【主治】

　　略同肉苁蓉。"润燥、养筋、治痿弱。"体虚而大便燥结者，可服锁阳以代肉苁蓉。

【诗解】

1. 古方传承。

2. 不老药。

3. 春季收采。

4. 归肝肾大肠经。

5. 补肾益精。

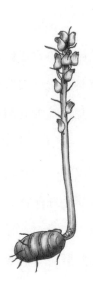

赤箭

多年生长叶如鳞，

块茎长圆肉质身。

杆顶开花颜色赤，

秋天结籽扬粉尘。

繁殖川谷喜沙土，

离母天然无本根。

归入肝经通脉络，

息风止痉治头晕。

赤箭

【释名】亦名赤箭芝、独摇芝、定风草、离母、合离草、神草、鬼督邮。赤箭以"其茎如箭杆"，赤色而得名。

【气味】辛、温、无毒。

【主治】

诸风湿痹、四肢拘挛。

瘫痪不随、眩晕头痛等症。

【诗解】

1. 古方传承。

2. 独摇芝。

3. 春秋采收。

4. 归肝经。

5. 息风止痉。

术

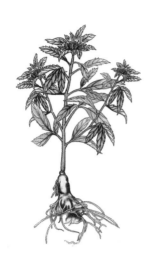

术

【释名】 亦名山蓟、杨、蓟、马蓟、山姜、山连、吃力伽。术有白术、苍术两种。

【气味】 甘、温、无毒。

【主治】

胸膈烦闷、四肢肿满。

中风口禁、不省人事。

中湿骨痛、小儿蒸热。

术

直茎分枝扎老根,

卵形绿叶倒披针。

边缘羽片长尖刺,

红紫花须列萼唇。

秋季霜前结瘦果,

山坡草地易生存。

归经脾胃味甘苦,

益气安胎治眩晕。

【诗解】

1. 古方传承。

2. 山姜。

3. 冬季采收。

4. 归脾胃经。

5. 健脾益气。

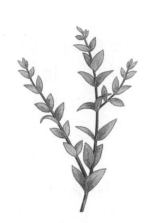

白前

【释名】 亦名石蓝、嗽药。

【气味】 苦、微温、无毒。

【主治】

久嗽咳血、久咳气壅。

白前

灌木丛生砂土间，

披针柳叶顶端尖。

伞形花序出腋内，

黄色合苞下垂前。

直茎柔毛排两列，

狭长荚果卵头圆。

性温辛苦归经肺，

平喘祛痰能抗炎。

【诗解】

1. 古方传承。

2. 石蓝。

3. 秋季采挖。

4. 归肺经。

5. 降气止咳。

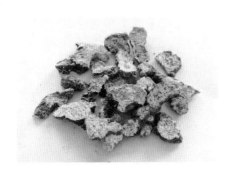

苍术

绿叶边缘生刺针，

白花开在顶中心。

蛛丝披茎呈红色，

倒卵圆苞裹自身。

瘦果冠毛环鸟羽，

草丛坡地易扎根。

归经脾胃味辛苦，

明目祛风舒骨筋。

苍术

【释名】亦名赤术、山精、仙术、山蓟。

【气味】苦、温、无毒。

【主治】

面黄食少、喜吃生米。

脾湿水泻、暑天暴泻。

脾湿下血、两目昏涩。

风牙肿痛、脐虫怪病。

【诗解】

1. 古方传承。

2. 山精。

3. 春秋采挖。

4. 归脾胃肝经。

5. 明目祛风。

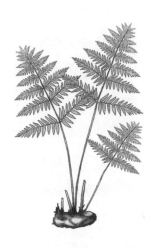

狗脊

树蕨竹茎带金毛，

绿叶丛生到顶梢。

羽状披针开裂片，

圆形狭矩似镰刀。

囊群唇状呈棕色，

侧脉边缘孢子娇。

八月采根能入药，

归经肝肾健膝腰。

狗脊

【释名】亦名强、扶筋、百枝、狗青。

【气味】苦、平、无毒（或说微温）。

【主治】

妇女白带、固精强骨。

【诗解】

1. 古方传承。

2. 百枝。

3. 八月彩根。

4. 归肝肾经。

5. 固精强骨。

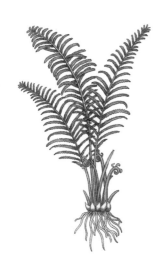

贯众

【释名】 亦名贯节、贯渠、百头、草头、黑狗脊、凤尾草。

【气味】（根）苦、微寒、无毒。

【主治】

> 鼻血不止、各种下血。
> 妇女血崩、赤白带下。
> 白秃头疮、漆疮作痒。

贯众

根茎高挑禾杆青，

密贴鳞片卵圆莹。

簇生绿叶飘飞羽，

两面光滑依短钉。

孢子囊群形紧密，

多年蕨类似长藤。

归经肝胃苦咸涩，

清热杀虫治血崩。

【诗解】

1. 古方传承。

2. 凤尾草。

3. 秋季收采。

4. 归肝胃经。

5. 清热杀虫。

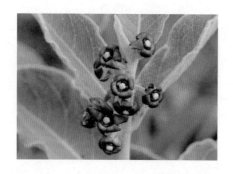

白薇

【释名】 亦名薇草、白幕、春草、骨美。

【气味】（根）苦、咸、平、无毒。

【主治】

肺实鼻塞、不知香臭。

血淋、热淋。

妇女血阙、刀伤。

白薇

多年本草老君须，

绿叶绒毛两面出。

花冠开启呈紫色，

骨葖膨大象葫芦。

扁平种子生飞絮，

长在山坡沙土区。

苦味归经肝肾胃，

通淋凉血解痈毒。

【诗解】

1. 古方传承。

2. 春草。

3. 秋季收采。

4. 归肝胃经。

5. 清热凉血。

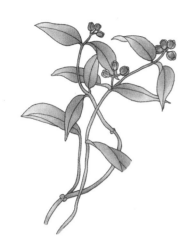

藤本长根巴戟天，

嫩枝粗糙色黑蓝。

叶薄如纸缘毛短，

网脉清晰向上弯。

花冠侧基生裂片，

三棱核果紧相连。

甘辛温性归肝肾，

主治遗精宫冷寒。

巴戟天

【释名】亦名不凋草、三蔓草。

【气味】(根)辛、甘、微温、无毒。

【主治】

　　风湿、脚气、肾虚、阳痿。

【诗解】

1. 古方传承。

2. 不凋草。

3. 全年可采。

4. 归肾肝经。

5. 祛风补肾。

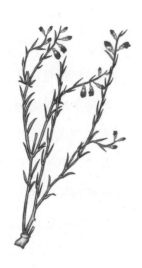

远志

【释名】 苗名小草、细草、棘菀、绕。

【气味】（根）苦、温、无毒。

【主治】

胸痹心痛、喉痹作痛。

脑风头痛、吹乳肿痛。

各种痈疽、小便赤浊。

远志

草本长根圆柱形，

丛生枝茎色泽青。

披针狭线叶无柄，

鸡冠弯垂花紫莹。

蒴果扁平如倒卵，

棕黑种子裹毛绒。

性温味苦归心肺，

益智安神治悸惊。

【诗解】

1. 古方传承。

2. 细草。

3. 春秋采挖。

4. 归心肾肺经。

5. 安神消肿。

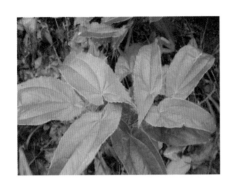

淫羊藿

草本植株茎暗棕，

三枝九叶卵圆形。

黄白花瓣成锥状，

鸟喙尖垂蒴果星。

栽种繁殖林荫下，

避光怕晒喜凉风。

味辛温补归肝肾，

壮骨祛湿免疫增。

淫羊藿

【释名】亦名仙灵脾、放杖草、弃杖草、千两金、干鸡筋、黄连祖、三枝九叶草、刚草。

【气味】辛、寒、无毒。

【主治】

　　　　阳痿、腰膝冷。

　　　　目昏生翳、病后青盲。

　　　　小儿雀目、痘疹入目。

【诗解】

1. 古方传承。

2. 千两金。

3. 夏秋收采。

4. 归肝肾经。

5. 补肾祛风湿。

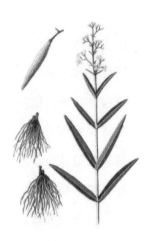

徐长卿

【释名】亦名鬼督邮、别仙踪。

【气味】（根）辛、温、无毒。

【主治】

　　小便不通、晕车晕船。

徐长卿

天竹直立看摇边，

草茎无枝根部添。

对叶披针颜色绿，

骨葵花冠顶端尖。

山坡沙土长得块，

黑子白毛平扁圆。

性味辛温能入药，

祛风止痛治胃寒。

【诗解】

1. 古方传承。

2. 别仙踪。

3. 秋季采挖。

4. 归肝胃经。

5. 祛风活血。

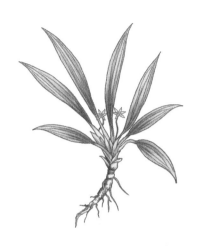

仙茅

【释名】亦名独茅、茅爪子、婆罗门参。

【气味】（根）辛、温、有毒。

【主治】

阳痿精寒、腰膝风冷。

仙茅

直茎粗根近柱圆，

线形叶子上头尖。

黄花雄蕊伸长喙，

浆果纺锤生顶端。

独脚丝茅结小种，

秋冬挖采最值钱。

归经肝肾有毒性，

壮骨温阳驱外寒。

【诗解】

1. 古方传承。

2. 茅爪子。

3. 秋冬挖采。

4. 归肝肾经。

5. 壮骨温阳。

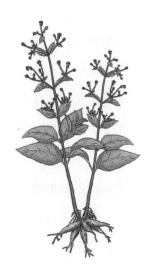

玄参

高挑直茎四边棱，

叶片椭圆相对生。

花冠斜壶呈紫色，

短尖蒴果势分明。

多年本草长林下，

重马平台是另名。

性味苦寒归肺肾，

滋阴降火化心惊。

玄参

【释名】亦名黑参、玄台、重台、鹿肠、正马、逐马、馥草、野脂麻、鬼藏。

【气味】（根）苦、微寒、无毒。

【主治】

　　诸毒鼠瘘、年久瘰疬。

　　发斑咽痛、急喉痹风。

　　鼻中生疮、小肠疝气。

【诗解】

1. 古方传承。

2. 玄台。

3. 10—11 月收采。

4. 归脾胃肾经。

5. 清热凉血。

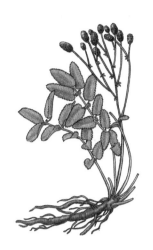

地榆

青茎高挑紫穗红，

柄生小叶卵圆形。

披针苞片至尖尾，

雄蕊花丝不扩生。

血箭果实藏萼筒，

宜栽沙性土壤中。

寒酸苦涩无毒性，

止血祛风消肿痈。

地榆

【释名】玉豉、酸赭。

【气味】（根）苦、微寒、无毒。

【主治】

血痢不止、赤白下痢。

小儿疳痢、毒蛇螫人。

虎犬咬伤、小儿湿疮。

小儿面疮，红肿烧痛。

【诗解】

1. 古方传承。

2. 玉豉。

3. 春秋挖采。

4. 归肝大肠经。

5. 止血解毒。

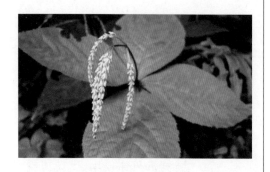

及己

獐耳无毛树下生，

多年草本茎圆莹。

披针对叶立端顶，

长穗白花苞片明。

核果梨形如倒卵，

别名又叫四皮风。

温辛味苦有毒性，

活血杀虫治闭经。

及己

【释名】亦名"獐耳细辛"。

【气味】(根)苦、平、有毒。

【主治】

各种恶疮、疥痂。

瘘蚀、皮肤虫痒等。

【诗解】

1. 古方传承。

2. 獐耳细辛。

3. 夏秋采挖。

4. 归肝经。

5. 活血祛风。

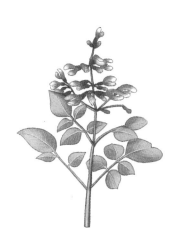

丹参

草本植株根细长，

方形直茎线槽黄。

对生小叶连尖柄，

当顶开花蓝紫香。

坚果椭圆黑铁色，

向阳山野度时光。

微寒味苦无毒性，

活血祛痰止痛伤。

丹参

【释名】赤参、山参、郄蝉草、木羊乳、逐马 、奔马草。

【气味】（根）苦、微寒、无毒。

【主治】

　　小科下血、寒疝腹痛。

　　小儿惊发热、乳痈。

　　热油烫伤与火伤。

【诗解】

1. 古方传承。

2. 赤参。

3. 春秋收采。

4. 归心肝经。

5. 活血通经。

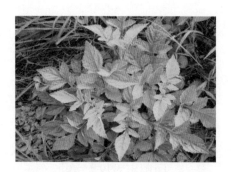

紫参

枝条直茎立青丛，

绿叶披针倒卵形。

花冠弯弯呈紫色，

夏秋结果至初冬。

高坡草地能生长，

挖采宜于六月中。

味苦性平归肺胃，

解毒清热利通经。

紫参

【释名】牡蒙、童肠、马行、众戎、
五鸟花。

【气味】（根）苦、寒、无毒。

【主治】

下痢、吐血不止。

【诗解】

1. 古方传承。

2. 五鸟花。

3. 六月采挖。

4. 归肺胃经。

5. 清热解暑。

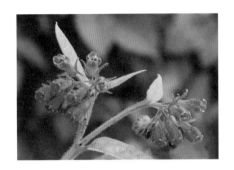

紫草

身在山坡草地坪，

伏毛粗硬茎高擎。

披针卵状叶无柄，

花冠中间雄蕊生。

坚果乳白光腹面，

采挖最好在初冬。

甘咸寒苦无毒性，

活血舒肝散肿痈。

紫草

【释名】紫丹、紫夭、此戾、藐、地血、鸦衔草。

【气味】（根）苦、寒、无毒。

【主治】

　　婴童疹痘、痈疽便闭。

　　小便淋、恶虫咬伤。

【诗解】

1. 古方传承。

2. 紫丹。

3. 春秋挖采。

4. 归心肝经。

5. 凉血解毒。

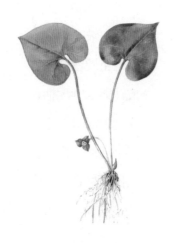

杜衡

怀衡土杏马蹄香，

直茎丛根本草纲。

叶片圆心颜色绿，

紫花短梗子房长。

生于林下阴凉地，

夏季摘撷药力强。

性味辛温归肺肾，

散寒利水治蛇伤。

杜衡

【释名】亦名杜葵、马蹄香、土卤、土细辛。

【气味】（根）辛、温、无毒。

【主治】

  风寒头痛发热。

  痰气哮喘、吐血闭聚。

【诗解】

1. 古方传承。

2. 杜葵。

3. 夏季收采。

4. 归肺肾经。

5. 散寒利水。

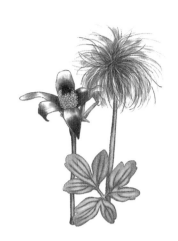

白头翁

粗茎植株老冠葩,

基生卵叶伴开花。

柔毛萼片色蓝紫,

瘦果纺锤似扁荚。

六月采集熟种子,

山坡草地可安家。

性寒味苦归肠胃,

清热驱痒凉血瘕。

白头翁

【释名】野丈人、胡王使者、奈何草。

【气味】（根）苦、温、无毒。

【主治】

　　热痢下重、下痢咽痛。

　　肠坠偏肿、包痔肿痛。

【诗解】

1. 古方传承。

2. 奈何草。

3. 春秋采挖。

4. 归胃大肠经。

5. 清热凉血。

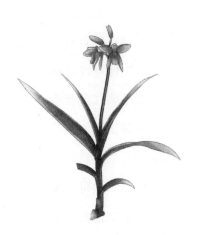

白及

【释名】连及草、甘根、白给。

【气味】（根）苦、平、无毒。

【主治】

鼻血不止、心气疼痛。

疔疮、肿疮。

跌打骨折、刀伤。

肺、胃出血。

白及

茎块相连状扁平，

须根灰色若纤绳。

披针重叶成长鞘，

花朵稀疏淡紫红。

蕊柱子房常扭曲，

圆形硕果两尖棱。

归经肺肾味甘苦，

消肿生肌除疥虫。

【诗解】

1. 古方传承。

2. 甘根。

3. 9—10月挖采。

4. 归肝肺胃经。

5. 止血消肿。

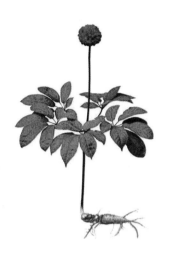

三七

直茎无枝立草丛，

披针小叶梗如绳。

黄花伞状生端顶，

扁果球形颜色红。

粗壮主根多肉质，

文山干品最出名。

甘温味苦有毒性，

活血平肝治耳鸣。

三七

【释名】山漆、金不换。

【气味】（根）甘、微苦、温、无毒。

【主治】

吐血、务血不止。

赤痢血痢、大肠下血。

妇女血崩、重度赤眼。

无名痈肿、疼痛不止。

【诗解】

1. 古方传承。

2. 金不换。

3. 秋季采收。

4. 归肝胃经。

5. 止血消肿。

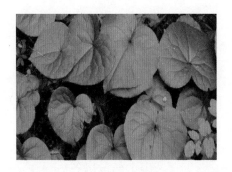

细辛

直茎须根圆柱形，

多年本草马兜铃。

细毛叶面横枝短，

花色鲜明显特征。

球果棕黄能入药，

山沟溪谷地边生。

辛温性味归心肺，

通窍祛风止痛灵。

细辛

【**释名**】亦名小辛、少辛。

【**气味**】辛、温、无毒。

【**主治**】

虚寒呕哕、饮食不下。

小儿客忤、口舌生疮。

牙齿肿痛、鼻中息肉。

【**诗解**】

1. 古方传承。

2. 小辛。

3. 春秋采挖。

4. 归心肺肾经。

5. 散寒祛风。

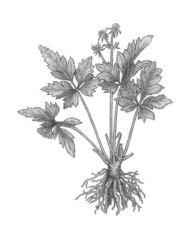

黄连

直茎分枝根密生，

花葶黄色立高层。

菱形尖叶伸长柄，

种子椭圆皮褐青，

喜冷怕光须荫蔽，

采集收蓄在初冬。

性寒味苦入心肺，

清热除湿止胃疼。

黄连

【释名】亦名王连、支连。

【气味】（根）苦、寒、无毒。

【主治】

心经实热、骨热黄瘦。

小儿疳热、消渴尿多。

小便如油、痢症多血。

冷热诸痢、伤寒下痢。

【诗解】

1. 古方传承。

2. 王连。

3. 初冬收采。

4. 归心肺经。

5. 清热除湿。

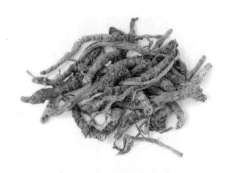

胡黄连

本草多年石上生，

匙方叶片近根成。

紫蓝花冠挂当顶，

蒴果椭圆长卵形。

种子光泽筛网眼，

采挖需在见枯容。

性平味苦入肝胃，

清热除湿润目明。

胡黄连

【释名】亦名割孤露泽。

【气味】(根) 苦、平、无毒。

【主治】

小儿潮湿、盗汗。

小儿疳泻、冷热不调。

吐血、鼻出血。

痔疮疼肿难忍。

【诗解】

1. 古方传承。

2. 割弧有毒性。

3. 枯容出现时收采。

4. 归肝胃经。

5. 活血平肝。

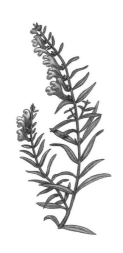

黄芩

草本黄芩肉质根，

披针青叶向前伸。

紫花开在枝尖顶，

坚果连脐色褐深。

生长向阳荒野地，

耐寒喜暖怕天阴。

性平味苦入心肺，

泻火除湿解疫温。

黄芩

【释名】腐肠、空肠、内虚、经芩、黄文、印头、苦督邮。内部实在的叫子芩、条芩、鼠芩。

【气味】（根）苦、平、无毒。

【主治】

胸部积热、肝热生翳。

吐血、鼻血、下血。

血淋热痛、安胎清热

产后血渴、饮水不止。

【诗解】

1. 古方传承。

2. 经芩。

3. 春秋采收。

4. 归肺、胆、脾大小肠经。

5. 清热泻火。

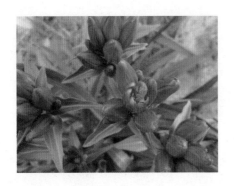

龙胆

草本多年叶对生，

茎直粗壮似索绳。

顶端花冠色蓝紫，

蒴果圆溜连柄生。

种子长条颗粒小，

边缘有翅纺锤形。

性寒味苦入肝胆，

泻火除湿治耳聋。

龙胆

【释名】亦名陵游。

【气味】(根)苦涩、大寒、无毒。

【主治】

伤寒发狂、四肢疼痛。

谷疸、劳疸。

咽喉热痛、眼中流脓。

蛔虫攻心、尿血不止。

【诗解】

1. 古方传承。

2. 陵游。

3. 夏秋收采。

4. 归肝胆经。

5. 清热燥湿。

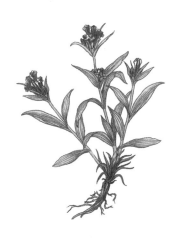

秦艽

草本植株圆柱根，

茎生长叶若披针。

花开枝顶呈黄色，

果挂前端外露身。

种子泽光形网纹，

耐寒怕水喜凉阴。

性辛味苦归肝胆，

清热祛风疏脉筋。

秦艽

【释名】艽，音交。亦名秦瓜，秦。

【气味】苦、平、无毒。

【主治】

  暴泻、大渴、大饮。

  伤寒烦渴、急劳烦热。

  小儿骨蒸潮热、减食瘦弱。

  小便艰难、胎动不安。

【诗解】

1. 古方传承。

2. 秦瓜。

3. 春秋挖采。

4. 归胃、肝、胆经。

5. 祛风止痹。

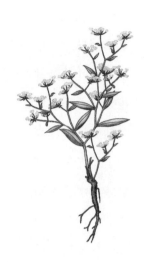

茈胡（柴胡）

草本分枝立茎直，

广线披针叶互依。

小花黄色双悬果，

田野山坡长四时。

毛状纤维难折断，

春秋挖取去污泥。

性凉味苦入肝胆，

和解升阳治疟疾。

茈胡（柴胡）

【释名】亦名地薰、芸蒿、山菜、茹草。

【气味】（根）苦、平、无毒。

【主治】

伤寒余热、小儿骨热。

虚劳发热、湿热黄疸。

眼睛昏暗、积热下痢。

【诗解】

1. 古方传承。

2. 柴胡。

3. 春秋挖采。

4. 归肝肾经。

5. 和解升阳。

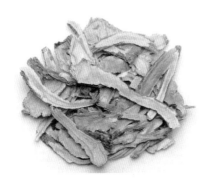

前胡

圆茎天毛分叉呈，

披针叶鞘倒楔形。

伞花短柄不齐整，

悬果光滑侧有棱。

冬季采挖能入药，

草丛山地向阳生。

性寒辛苦归经肺，

清热咳痰宜散风。

前胡

【释名】《唐韵》作湔胡。

【气味】苦、微寒、无毒。

【主治】

　　肺热、痰热。

　　风头痛、反胃呕逆。

　　小儿疳气等症。

【诗解】

1. 古方传承。

2. 湔胡。

3. 冬春采收。

4. 归肺经。

5. 降气散风。

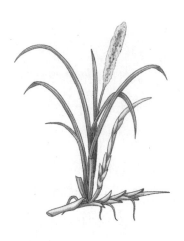

白茅

白茅

茎状长根地下生，

叶舌分蘖扁平形。

披针老穗尖端钝，

花序柔毛叠两重。

颖果椭圆颗粒小，

平原草地秀青葱。

寒甘性味归经肺，

止血坚筋利便通。

【释名】根名茹根、兰根、地筋。

【气味】（茅根）甘、寒、无毒。

【主治】

温病热哕、肺热气喘。

体虚水肿、五种黄病。

小便热淋、劳伤尿血。

鼻血不止、吐血不止。

【诗解】

1. 古方传承。

2. 兰根。

3. 春秋收采。

4. 归肺经。

5. 止血坚筋。

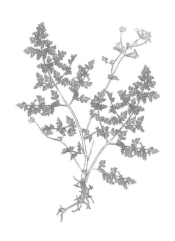

防风

单茎岐枝粗壮根,

基生羽叶状披针。

伞形花序呈白色,

悬果成熟两处分。

长在丘陵荒草地,

春秋挖采野山芹。

性温辛味入肝肺,

发表祛风舒脉筋。

防风

【释名】亦名铜芸、茴芸、茴草、屏风、根、百枝、百蜚。

【气味】甘、温、无毒。

【主治】

自汗不止、盗汗。

老人便秘、破伤风。

小儿解颅、妇女崩中

中乌头、芫花、野菌等毒。

【诗解】

1. 古方传承。

2. 铜芸。

3. 春秋挖采。

4. 归肝肺经。

5. 发表祛风。

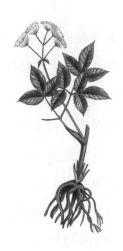

独活

【释名】亦名羌活、羌青、独摇草、护羌使者、胡王使者、长生草。

【气味】苦、甘、平、无毒。

【主治】

中风、通风发冷、不知人事。

产后腹痛、甚至肠出。

妊妇浮肿或风水浮肿。

风牙肿痛、喉闭口禁。

睛垂至鼻、太阳头痛。

独活

紫茎无毛分数枝，

根生羽叶秀参差。

白花小伞裹苞片。

悬果长圆棱翅齐。

品种繁多独异样，

草丛山谷度周期。

性辛味苦归经肾，

止痛祛风能燥湿。

【诗解】

1. 古方传承。

2. 独摇草。

3. 春秋采收。

4. 归肾膀胱经。

5. 祛风通通痹。

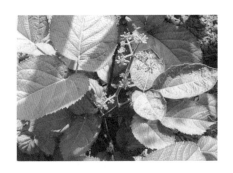

土当归

粗茎横生柱状根，

黄白花瓣色泽新。

老枝小叶有长柄，

浆果形圆亮紫身。

长在山坡黄土地，

多年本草杆高伸。

辣甜味苦性微冷，

和血祛风消肿沉。

土当归

【气味】(根)辛、温、无毒。

【主治】

　　防风和血、闪扭手足。

【诗解】

1 古方传承。

2. 大独传承。

3. 春秋挖采。

4. 辣甜伟苦。

5. 祛风消肿。

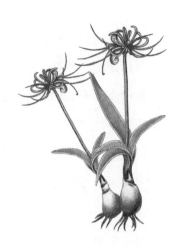

石蒜

花色鲜红分外娇，

球形鳞茎细高挑。

秋来发叶酸头草，

蒴果开启小蒜苞。

四季采挖能入药，

生于山地壮根苗。

温辛甘味有毒性，

消肿杀虫催吐瀉。

石蒜

【释名】亦名乌蒜、老鸦蒜、蒜头草、
婆婆酸、一枝煎、水麻。

【气味】(根)辛、甘、温、有小毒。

【主治】

　　便毒诸疮、产肠脱下。

　　小儿惊风、一叫而绝。

【诗解】

1. 古方传承。

2. 乌蒜。

3. 四季采挖。

4. 辛甘有毒。

5. 消肿杀虫。

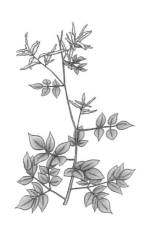

升麻

【释名】 亦名周麻。

【气味】 甘、苦、平、微寒、无毒。

【主治】

> 豌豆斑疮、突发肿毒。
>
> 胃热牙痛、口舌生疮。
>
> 痱子热痒、产后恶血不尽。

升麻

直茎分枝根曲弯，

披针复叶齿缘边。

白花两性形如卵，

扁果突出长矩圆。

长在山坡荒草地，

采挖收获在秋天。

性寒辛味归脾肺，

发表升阳除气瘟。

【诗解】

1. 古方传承。

2. 周麻。

3. 秋季采收。

4. 归脾肺经。

5. 发表升阳。

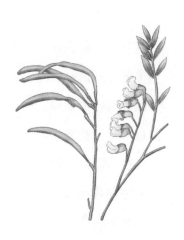

苦参

山地丛生好汉枝，

圆根柱状裹黄衣。

线形复叶亮单羽，

花冠蝴蝶扯短丝。

荚果成熟伸鸟喙，

春秋挖采莫延期。

性寒味苦归心胃，

清热杀虫除疹湿。

苦参

【释名】亦名苦𦬇、苦骨、地槐、水槐、菀槐、骄槐、野槐、白茎。

【气味】苦、寒、无毒。

【主治】

热病发狂、伤寒结胸。

毒热足肿、梦遗食减。

饮食中毒、血痢。

齿缝出血、遍身风疹。

【诗解】

1. 古方传承。

2. 地槐。

3. 春秋挖采。

4. 归心胃经。

5. 清热杀虫。

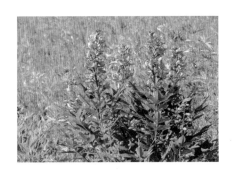

白鲜

直茎披毛肉质根，

对生小叶绿茵茵。

白花带紫张红脉，

内果光泽裂缝深。

长在丘陵荒草地，

春秋挖采晒干身。

性寒味苦归脾胃，

清热祛风入太阴。

白鲜

【释名】鲜，音仙。亦名白、白羊鲜、金雀儿椒。

【气味】（根皮）苦、寒、无毒。

【主治】

　　头风、黄疸、咳逆。

　　风疮、疥癣、赤烂等症。

【诗解】

1. 古方传承。

2. 白羊鲜。

3. 春秋挖采。

4. 归脾胃经。

5. 清热祛风。

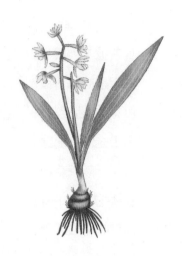

山慈姑

花色披针宣紫红，

假鳞粗茎近球形。

顶端圆叶独一片，

蒴果悬垂倒卵钟。

长在山河阴涝地，

夏秋挖采细加工。

性凉辛味归肝肾，

清热消痈有效能。

山慈姑

【**释名**】亦名金灯、鬼灯、朱姑、
鹿蹄草、无义草。

【**气味**】(根) 甘、微辛、有小毒。

【**主治**】

面疱斑痣、牙龈肿痛。

痈疽疔痛、风痰疾。

【**诗解**】

1. 古方传承。

2. 金灯。

3. 夏秋挖采。

4. 归肝肾经。

5. 清热消痈。

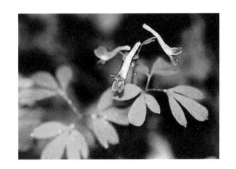

延胡索

【释名】本名玄胡索。

【气味】（根）辛、平、无毒。

【主治】

咳嗽、尿血。

久患心痛、身热足寒。

下痢腹痛、产后诸病。

疝气、腰体痛。

延胡索

根须块茎扁球形，

花冠披针淡紫红。

青叶三出开裂片，

成熟种子有黑星。

生于山地树林下，

挖采应宜初夏行。

苦味辛温能入药，

生肌活血止痛经。

【诗解】

1. 古方传承。

2. 玄胡索。

3. 初夏挖采。

4. 味苦辛温。

5. 生肌活血。

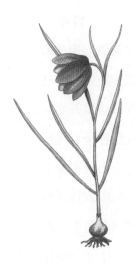

贝母

【释名】亦名莔、勤母、苦菜、苦花、空草、药实。

【气味】（根）辛、平、无毒。

【主治】

胸膈郁积、小儿百日咳。

乳汁不下、目生弩肉。

吐血、鼻血不止。

乳痈、紫白癜。

贝母

圆锥鳞茎近球形，

叶片轮生卷曲绳。

钟状鲜花黄绿色，

成熟种子扁圆平。

夏秋两季可挖采，

长在高山灌木丛。

甘苦辛平凉性味，

化痰润肺散结痈。

【诗解】

1. 古方传承。

2. 勤母。

3. 夏秋挖采。

4. 甘苦辛平。

5. 化痰润肺。

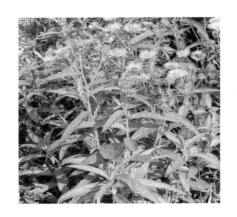

旋复花

多年草本老须根，

直茎分枝小叶真。

旋复黄花开裂片，

圆形瘦果硬毛伸。

山坡湿地能生长，

秋夏宜摘新蕊身。

味苦性温归肺胃，

消炎降气解胸闷。

旋复花

【释名】金沸草、金钱花、滴滴金、
盗庚、夏菊、戴椹。

【气味】（花）咸、温、有小毒。

【主治】

中风壅滞、小儿眉癣。

【诗解】

1. 古方传承。

2. 金钱花。

3. 夏秋采收。

4. 归肺胃经。

5. 消炎降气。

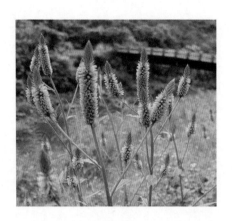

青葙

白花长穗顶端尖，

直茎分枝红绿间。

叶片披针如矩卵，

圆形种子有脐边。

生于黏性沙壤土，

鸡冠高挑不耐寒。

味苦微酸归肝脏，

祛湿清热解疾顽。

青葙

【释名】草蒿、姜蒿、昆仑草、野鸡冠、鸡冠苋，子名草决明。

【气味】（茎、叶、子）苦、微寒、无毒。

【主治】

（茎、叶）除皮肤中热，治恶疮，止金疮血。

（子）镇肝，明目，去风寒湿痹，治眼病有验。

【诗解】

1. 古方传承。

2. 昆仑草。

3. 味酸苦。

4. 归肝脏经。

5. 祛湿清热。

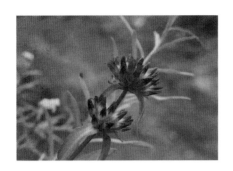

蘼芜

草本多年沃土生，
结节团埠茎中空。
羽形叶片呈三角，
花瓣莹白有背棱。
幼果成熟如扁豆，
填充香袋替川芎。
味辛温性入肝肾，
明目祛风能定惊。

蘼芜

【释名】亦名薇芜、蕲、江蓠。

【气味】辛、温、无毒。

【主治】

　　头中久风、风眩。

　　泄泻、咳逆等。

【诗解】

1. 古方传承。

2. 江蓠。

3. 辛温无毒。

4. 归肝肾经。

5. 明目祛风。

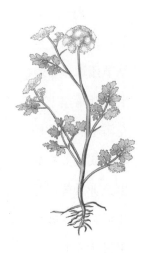

蛇床

直茎分枝粗糙棱，

百花开放满天星。

卵形叶片披针羽，

小果长圆翅双生。

长在沙壤湿润地，

夏秋收采野茴精。

味辛温苦有毒性，

除痹祛风归肾经。

蛇床

【释名】亦名蛇粟、蛇米、虺床、马床、墙蘼。

【气味】苦、平、无毒。

【主治】

阳事不起、产后阴脱。

男子阴肿、胀痛。

脱肛、痔疮。

小儿癣疮、小儿甜疮。

牙痛、冬月喉痹。

【诗解】

1. 古方传承。

2. 蛇米。

3. 夏秋收采。

4. 辛温苦有毒，归肾经。

5. 除痹祛风。

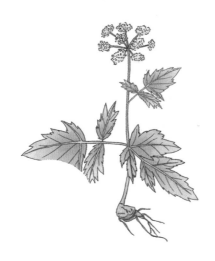

藁本

多年草本茎中空，

羽叶互生三角形。

小伞白花伸短梗，

无毛分果卵悬棱。

长于湿润山坡地，

秋季初春采鬼卿。

性味辛温能入药，

祛湿止痛去头风。

藁本

【释名】亦名藁茇、鬼卿、地新、
微茎。

【气味】（根）辛、温、无毒。

【主治】

太阳头痛、巅顶痛、头面身体
皮肤风湿，亦治痈疽，排脓内塞。

小儿疥癣，可用藁本煎汤洗，
并搓洗换下来的衣服。

头屑多，可用藁本、白芷，等
分为末，夜间干擦头发，清晨梳去，
头屑自除。

【诗解】

1. 古方传承。

2. 地新。

3. 春秋收采。

4. 性温味辛。

5. 祛湿止痛。

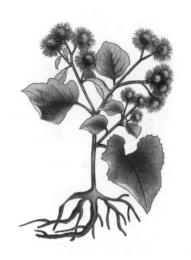

恶实

二年草本肉粗根，

直茎分枝条梗伸。

叶面绿白呈上下，

紫红花冠色泽深。

成熟瘦果形如卵，

厚土栽培在翌春。

味苦辛平能入药，

补中明目壮腰身。

恶实

【释名】亦名荔实、马亦名鼠粘、牛蒡、大力子、蒡翁菜、便牵牛、蝙蝠刺。

【气味】(子) 辛、平、无毒。(根、茎) 苦、寒、无毒。

【主治】

身肿欲裂、风热浮肿。

风热瘾疹、牙痛。

妇女吹乳、关节肿痛。

流行性热症、伤寒抽筋。

【诗解】

1. 古方传承。

2. 牛蒡。

3. 秋季收采。

4. 辛平伟苦。

5. 补中明目。

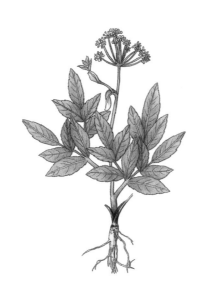

白芷

紫茎分枝高大身，

卵形羽叶状披针。

白花无萼连长梗，

棕果槽棱油管伸。

生在林缘山谷地，

夏秋二季采挖根。

味辛温性归脾胃，

解表祛风止滞阴。

白芷

【释名】元代李杲说："鼠粘子其用有四：治风湿瘾疹，咽喉风热，散诸肿疮疡之毒，利凝滞腰膝之风是也。"

【气味】（根）辛、温、无毒。

【主治】

一切伤寒、一切风邪。

伤风流涕、偏正头风。

头晕、风热牙痛。

眼病、口齿气臭。

【诗解】

1. 古方传承。

2. 芳香。

3. 夏秋收采。

4. 归肺、脾、胃经。

5. 祛风止痛。

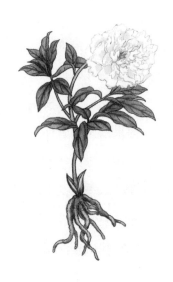

芍药

直茎多棱红紫身，

纺锤根茎四周身。

卵形复叶张飞羽，

大朵鲜花美艳纯。

长在山坡沙土地，

成熟种子色泽新。

气平味苦无毒性，

养血调经治眩晕。

芍药

【**释名**】将离、梨食、白芍、余容、延。白者名金芍药，赤者名木芍药。

【**气味**】（根）苦、平、无毒。

【**主治**】

　　腹中虚痛、骨痛

　　脚气肿痛、消渴

　　鼻血、咯血。

　　崩中下血、月经不停。

【**诗解**】

1. 古方传承。

2. 白芍。

3. 夏秋收采。

4. 归肝脾经。

5. 养血调经。

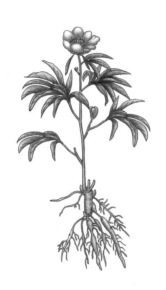

牡丹

【释名】鼠姑、鹿韭、百两金、木芍药、花王。

【气味】（根皮）辛、寒、无毒。

【主治】

　　疝气、妇女恶血。

　　伤损瘀血、刀伤后内出血。

牡丹

直茎分枝短而粗，

卵形小叶二三出。

花开当顶色泽艳，

籽粒晶莹似玉珠。

原种野生黄土地，

采收宜在夏之初。

性平味苦归肝肾，

活血调经能化瘀。

【诗解】

1. 古方传承。

2. 花王。

3. 夏初收采。

4. 归肝肾经。

5. 活血调经。

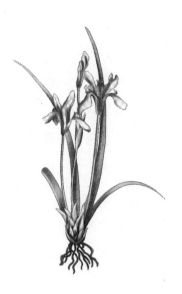

蠡实

木茎斜升粗壮根，

簇生叶片立条伸。

蓝花直梗双排列，

葫果长圆黑喙唇。

长在山坡荒草地，

采集种子在秋分。

味甘平性入脾肺，

清热驱湿坚骨筋。

蠡实

【**释名**】亦名荔实、马蔺子、马楝子、马蕳、马帚、铁扫帚、剧草、旱蒲、豕首、三坚。

【**气味**】(实)甘、平、无毒。

【**主治**】

寒疝诸疾、喉痹。

水痢、肠风下血。

小便不通、痈疽。

【**诗解**】

1. 古方传承。

2. 铁扫帚。

3. 秋季收采。

4. 归脾肺经。

5. 清热驱湿。

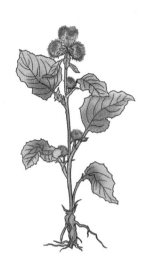

木香

草本多年香木身，

高茎生叶状披针。

顶端花冠色泽紫，

瘦果如锥双羽伸。

长在高山荒土地，

秋冬挖采取粗根。

性辛味苦入肝肺，

行气温中治胀闷。

木香

【释名】蜜香、青木香、五木香、
南木香。

【气味】（根）辛、温、无毒。

【主治】

中气不省、心气刺痛。

小肠疝气、气滞腰前。

突然耳聋、霍乱转筋。

【诗解】

1. 古方传承。

2. 青木香。

3. 秋冬收采。

4. 归肝肺经。

5. 行气温中。

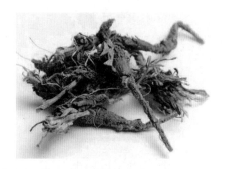

甘松香

【释名】苦弥扯。

【气味】（根）甘、温、无毒。

【主治】

　　心腹痛满、脾积郁。

　　肾虚齿痛、面痣风疮。

甘松香

长于山野叶如茅，

茎杆单挑花色娇。

紧密须根藏地下，

丛生引蔓数枝条。

甘松味臭实香草，

八月收集药效高。

温性无毒驱恶气，

风疮面痣郁积消。

【诗解】

1. 古方传承。

2. 苦弥扯。

3. 八月收集。

4. 性温无毒。

5. 消积驱恶气。

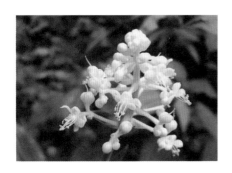

杜若

【释名】 杜蘅、杜莲、若芝、楚蘅、山姜。

【气味】 （根）辛、微温、无毒。

【主治】

　　胸胁逆气、头痛流涕。

杜若

茎直粗壮不分枝，

叶片椭圆边翅稀。

长梗白花形倒卵，

小型球果籽黑皮。

生于山谷林阴下，

夏日成熟药力奇。

性味辛温能养肾，

益精明目止流涕。

【诗解】

1. 古方传承。

2. 山姜。

3. 夏日收采。

4. 性温味辛。

5. 明目益精。

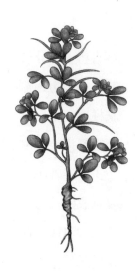

胡芦巴

野外丛生株茎鲜，

卵形托叶柄相连。

蝴蝶花冠黄白色，

荚果留香季豆圆。

全草晒干能入药，

成熟摘采在秋天。

性温味苦归经肾，

祛寒止痛治气疝。

胡芦巴

【释名】亦名苦豆。

【主治】

  小肠气痛、疝瘕。

  偏坠或小肠疝气。

【诗解】

1. 古方传承。

2. 苦豆。

3. 秋天收采。

4. 归肾经。

5. 祛寒止痛。

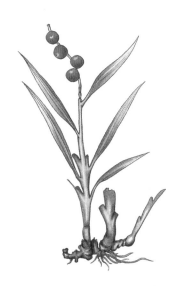

高良姜

根茎丛生色紫红，

叶舌直挺状锥形。

花丝粗壮先端阔，

蒴果如球有钝棱。

长在山坡荒草地，

采挖宜在夏秋行。

味辛性热归脾胃，

顺气祛风止腹疼。

高良姜

【释名】蛮姜，子名红豆蔻。

【气味】（根）辛、大温、无毒。

【主治】

霍乱吐泻、脚气欲吐。

心脾冷痛、脾虚寒疟。

【诗解】

1. 古方传承。

2. 蛮姜。

3. 夏秋挖采。

4. 归脾胃经。

5. 顺气祛风。

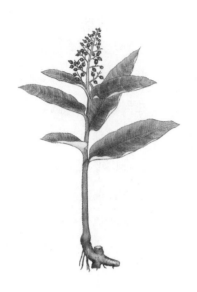

豆蔻

【释名】草豆蔻、漏蔻、草果。

【气味】（仁）辛、涩、温、无毒。

【主治】

　　心腹胀满、气短。

　　霍乱烦渴、虚疟自汗不止。

　　瘴疟、赤白带下。

豆蔻

青叶披针顶渐尖，

植株高大绿长年。

淡黄花朵裹苞片，

球果皮薄形扁圆。

生长岭南林密地，

采收种子在秋天，

性温辛味归脾胃，

行气消痞化逆寒。

【诗解】

1. 古方传承。

2. 草果。

3. 秋天采收。

4. 归脾胃经。

5. 行气消痞。

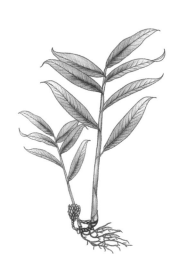

白豆蔻

【释名】多骨。

【气味】（仁）辛、大温、无毒。

【主治】

胃冷恶心、突然恶心。

小儿吐乳、反胃。

白豆蔻

多年草本茎丛生，

绿叶披针无柄擎。

花冠黄白开裂片，

球形蒴果钝三棱。

长于热带树林下，

秋季摘集种子成。

性味辛温归肺胃，

化湿行气益宽中。

【诗解】

1. 古方传承。

2. 多骨。

3. 秋季收集。

4. 归肺胃经。

5. 行气化温。

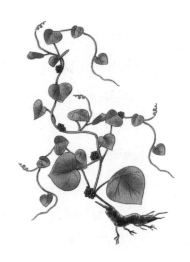

小青

【释名】千金藤。

【气味】（叶）温、无毒。

【主治】

　　敷痈肿疮疖、治血痢腹痛。

小青

红刺白花狮子头，

蔓生匍茎密毛柔。

卵形叶片缘边齿，

圆果灯托状似球。

长在低山林木下，

一年四季可摘收。

辛平味苦无毒性，

活血祛湿抗肿瘤。

【诗解】

1. 古方传承。

2. 千金藤。

3. 四季可采。

4. 辛平味苦。

5. 活血祛湿。

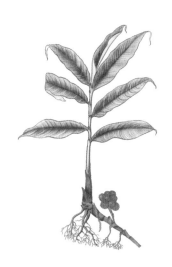

缩砂密

穗状白花着短绒，

披针长叶半圆形。

匍匐根茎爬一地，

蒴果成熟呈紫红。

生在南国山野地，

砂仁表面有三棱。

味辛温涩无毒性，

行气宽中治血崩。

缩砂密

【气味】（仁）辛、温、涩、无毒。

【主治】

　　冷滑下痢、大便下血。

　　小儿脱肛、痰气膈胀。

　　血崩、热拥咽痛。

　　牙痛、口疮。

【诗解】

1. 古方传承。

2. 生在南方。

3. 辛温味涩。

4. 行气宽中。

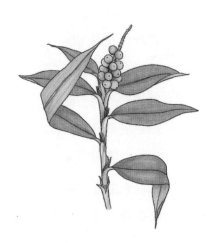

益智子

直茎高株根短生，

粉白花朵闪晶莹。

披针叶片升尖顶，

蒴果球皮呈扁形。

长在南方林荫下，

夏季摘采晒干青。

性温辛味归脾肾，

止泻结涩能固精。

益智子

【气味】（仁）辛、温、无毒。

【主治】

小便频数、白浊腹满。

腹胀痛、泻不止。

妇女崩中、口臭。

【诗解】

1. 古方传承。

2. 夏季摘采。

3. 归脾胃经。

4. 止泻固精。

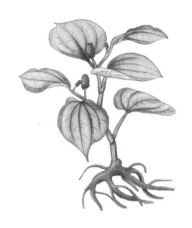

藤本攀援托地秧，

柔毛细茎纵棱长。

心形戟叶青一色，

短柄花丝圆子房。

浆果突出升顶部，

林中成长喜阴凉。

大温辛味归肠胃，

下气驱寒治损伤。

荜芨

【释名】荜拨。

【气味】辛、大温、无毒。

【主治】

冷痰恶心、暴泄身冷。

胃冷口酸、妇女血气痛。

偏头风、风虫牙痛。

【诗解】

1. 古方传承。

2. 荜拨。

3. 味辛大温。

4. 归肠胃经。

5. 下气祛寒。

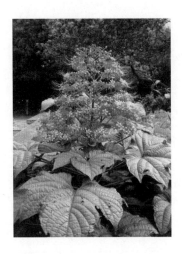

大青

【气味】(茎、叶) 苦、大寒、无毒。

【主治】

　　喉风喉痹、小儿口疮。

　　热病下痢、热病发狂。

大青

乔木冬芽鳞褐黄，

卵形叶片顶端长。

小花红色橘香味，

球果依托宿萼张。

长在丘陵山谷地，

夏秋挖采晒干藏。

性寒味苦归心胃，

凉血消毒治外伤。

【诗解】

1. 古方传承。

2. 夏秋挖采。

3. 归心危胃经。

4. 凉血消毒。

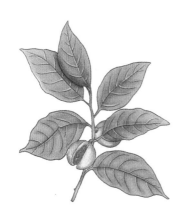

肉豆蔻

乔木青葱枝细长，
披针绿叶灿莹光。
小花锈色绒毛密，
种子如珠有异香。
生在南方肥沃土，
冬春两季采收忙。
辛温味苦归脾肾，
行气消食和涩肠。

肉豆蔻

【气味】（实）辛、温、无毒。

【主治】

温中，消食止泄，治积冷心腹胀痛，霍乱中恶，鬼气冷疰，呕沫冷气，小儿乳霍。

调中下气，开胃，解酒毒，消皮外络下气。

治宿食痰饮，止小儿吐逆，不下乳，虚泄赤白痢，研末粥饮服之。

暖脾胃，固大肠。

【诗解】

1. 古方传承。
2. 冬春收采。
3. 辛温味苦。
4. 归脾肾经。
5. 行气消食。

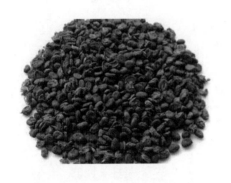

补骨脂

直茎坚枝具纵棱，

互生阔叶钝圆形。

蝴蝶花冠紫黄色，

荚果黑皮香气腥。

成长山坡荒草地，

采摘小穗在秋冬。

性辛味苦归脾肾，

外用能消白殿风。

补骨脂

【释名】破故纸、婆固脂、胡韭子。

【气味】（子）辛、大温、无毒。

【主治】

元阳衰损、肾虚腰痛。

妊妇腰痛、定心补肾。

精气不固、小儿遗尿。

脾肾虚泻、水泻久痢。

牙齿久痛、跌坠腰痛。

【诗解】

1. 古方传承。

2. 胡韭子。

3. 秋冬收采。

4. 归脾肾经。

5. 消白癜风。

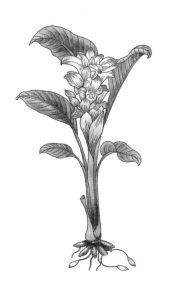

草本多年粗壮根，

圆形叶子绿颜深。

淡黄花朵伸唇瓣，

块茎皮层多皱纹。

冬季采挖能入药，

南方生长气香纯。

辛温味苦无毒性，

止痛通经治冠心。

姜黄

【释名】宝鼎香。

【气味】（根）辛、苦、大寒、无毒（一说性热）。

【主治】

心痛难忍、胎寒腹痛。

产后血痛、疮癣初发。

【诗解】

1. 古方传承。

2. 宝鼎香。

3. 冬季挖采。

4. 辛温伟苦。

5. 止痛通经。

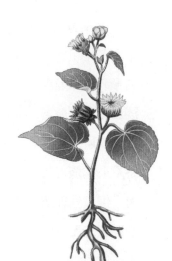

苘麻

【释名】亦名白麻。

【气味】（果实）苦、平、无毒。

【主治】

一切眼疾、目生翳膜。

苘麻

直茎白麻株杆高，

心形叶片软柔毛。

黄花长萼双排列，

蒴果成熟登顶梢。

长在田园荒土地，

肾形种子褐黑娇。

性辛味苦归脾胃，

清热祛风治扁桃。

【诗解】

1. 古方传承。

2. 白麻。

3. 夏末收采。

4. 归脾胃经。

5. 清热祛风。

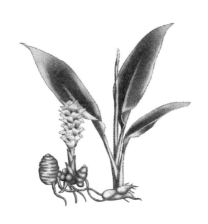

郁金

草本多年粗壮身，

基生叶片尾尖伸。

粉白花冠立当顶，

表面灰黄名郁金。

长在南国沙土地，

采挖根茎在冬春。

性寒辛苦归肝肺，

行气清心入少阴。

郁金

【释名】玉金，姜黄、毛姜黄。

【气味】（根）辛、苦、寒、无毒。

【主治】

颠狂症、痘毒攻心。

心气痛、产后心痛。

鼻血、吐血。

阳毒下血、尿血。

风痰壅塞、痔疮肿痛。

【诗解】

1. 古方传承。

2. 姜黄。

3. 冬春挖采。

4. 归肝肺经。

5. 行气清心。

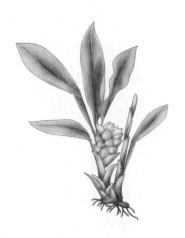

蓬莪术

茎柱分枝根细长，

卵形叶片柄伸张。

淡黄花冠成兜状，

蒴果圆滑表面光。

生在南国荒草地，

秋冬挖采易收藏。

辛温味苦归脾肺，

破血消积止痛伤。

蓬莪术

【释名】莪述。

【气味】（根）苦、辛、温、无毒。

【主治】

心腹冷痛、小儿气痛。

上气喘急、气短不接。

【诗解】

1. 古方传承。

2. 莪术。

3. 秋冬挖采。

4. 归脾肺经。

5. 破血消积。

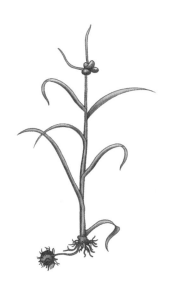

荆三棱

高大三棱叶杆擎，

匍匐根茎顶端横。

密生花穗色如铁，

坚果黄白倒卵形。

长在水边杂草地，

采集秋季细加工。

辛平味苦无毒性，

行气消积通闭经。

荆三棱

【释名】京三棱、草三棱、鸡爪棱、黑三棱、石三棱。

【气味】（根）苦、平、无毒。

【主治】

症瘕鼓胀、疟癖。

小儿气癖、反胃恶心。

乳汁不下、浑身燎泡。

【诗解】

1. 古方传承。

2. 鸡爪棱。

3. 秋季采集。

4. 辛平味苦。

5. 行气消积。

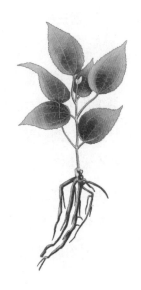

苎麻

【气味】（根、叶）甘、寒、无毒。

【主治】

咳嗽痰哮、小便不通。

小便血淋、妊娠胎动。

肛门肿痛、脱肛不收。

背痈初起、丹毒。

苎麻

灌木植株麻杆青，

披针如钻叶互生。

雌雄花蕊开当顶，

瘦果光滑卵圆形。

播种草坡沙土地，

一年四季可收成。

甘寒性味归心脏，

止血安胎利尿通。

【诗解】

1. 古方传承。

2. 四季可采。

3. 归心脏经。

4. 止血利尿。

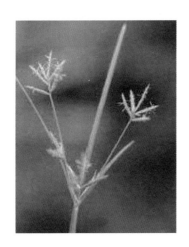

莎草香附子

莎草匍匐根茎直，

平张多叶杆儿低。

线形花伞血红色，

坚果三棱式样奇。

长在涝洼荒草地，

一年三季可收集。

微寒甘味无毒性，

理气疏肝调郁积。

莎草香附子

【**释名**】雀头香、草附子、水香棱、
水巴戟、水莎、侯莎、莎结，夫须、
续根草、地毛。

【**气味**】（根）甘、微寒、无毒。

【**主治**】

未老先衰、偏正头痛。

一切气病、心腹刺痛。

心脾气痛、心腹诸痛。

湿肿虚肿、疝气痛。

【**诗解**】

1. 古方传承。

2. 雀头香。

3. 三季可采。

4. 微寒味甘。

5. 理气舒肝。

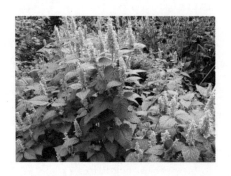

藿香

青茎薄荷花紫蓝，

硬毛坚果卵形圆。

祛湿解暑阻温热，

辟秽和中驱恶寒。

五液白汤消诸气，

芳香老梗化浊痰。

味辛常入秘方药，

古法归经活络丹。

藿香

【释名】兜娄婆香。

【气味】（枝叶）辛、微温、无毒。

【主治】

暑天吐泻、胎气不安。

口臭、烂疮。

【诗解】

1. 古方传承。

2. 青茎薄荷。

3. 6—7 月收采。

4. 归脾胃肺经。

5. 发表化湿。

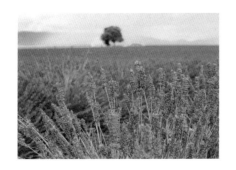

薰草

直茎分枝染绿多,

圆形卵叶不规则。

扁平花冠唇宽大,

坚果如珠有腺穴。

长在腐殖肥沃土,

成熟种子可收割。

甘平辛味无毒性。

明目轻身肤润泽。

薰草

【释名】蕙草、香草、燕草、黄零草。

【气味】甘、平、无毒。

【主治】

　　伤寒下痢、伤寒狐惑。

　　头风旋晕、小儿鼻塞头热。

　　牙齿疼痛、梦遗失精。

　　节育断产、赤白痢。

【诗解】

1. 古方传承。

2. 蕙草。

3. 味辛甘平。

4. 明目轻身。

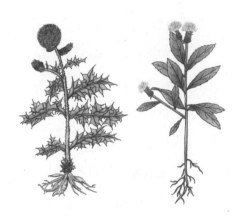

绿叶层生飞羽扬，

顶端花伞刺针长。

多年草本茎直立，

瘦果椭圆色淡黄。

长在山坡荒土地，

夏秋两季采割忙。

甘温气味无毒性，

消肿安崩治外伤。

大蓟小蓟

【释名】亦名虎蓟（大蓟）、猫蓟（小蓟）、马蓟、刺蓟、山牛蒡、鸡项草、千针草、野红花。

【气味】甘、温、无毒。

【主治】

心热吐血、七窍出血。

崩中下血、小产流血过多。

刀伤流血不止、小便热淋。

【诗解】

1. 古方传承。

2. 山牛蒡。

3. 夏秋收采。

4. 味甘气温。

5. 消肿安崩。

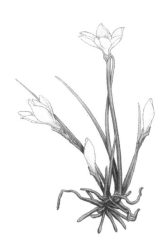

兰草

【释名】（闲）、木香、香水兰、女兰、香草、燕尾香、大泽兰、兰泽草、煎泽草、省头草、都梁香、孩儿菊、千金草。

【气味】（叶）辛、平、无毒。

【主治】

除胸中痰癖、治消渴。

生血、调气。

兰草

兰草肥根叶剑形，

单生花蕊味香浓。

假鳞小茎色泽绿，

蒴果椭圆种寄中。

长在山坡荒野地，

一年四季可收成。

性平辛味归脾胃，

清肺滋阴消肿痈。

【诗解】

1. 古方传承。

2. 千金草。

3. 四季可采。

4. 归脾胃经。

5. 清肺滋阴。

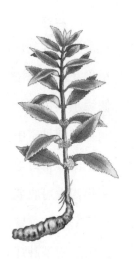

泽兰

高茎粗根近柱圆，

叶如三角柄连边。

花丝萼片呈蓝紫，

种子球形狭翅悬。

生长河边芳草地，

采挖宜在夏秋天。

辛温入肺有毒性，

镇痛驱风治癣顽。

泽兰

【释名】水香、都梁香、虎兰、虎蒲、龙枣、孩儿菊、风药。根名地笋。

【气味】（叶）苦、微温、无毒。

【主治】

产后水肿、血虚浮肿。

小儿蓐疮、疮肿初起。

损伤瘀肿、产后阴翻。

【诗解】

1. 古方传承。

2. 水香。

3. 夏秋收采。

4. 入肺经。

5. 镇痛驱风。

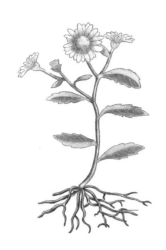

马兰

草本多年菊茎匍，

倒披针叶短毛疏。

花舌锥状色蓝紫，

瘦果椭圆平扁突。

长在路边山野地，

夏秋收采去杂芜。

性平味苦归肝肾，

止血消积解热毒。

马兰

【释名】紫菊。

【气味】（根、叶）辛、平、无毒。

【主治】

　　诸疟寒热、绞肠痧。

　　打伤出血、喉痹口紧。

　　水肿尿涩、丹毒。

【诗解】

1. 古方传承。

2. 紫菊。

3. 夏秋收采。

4. 归肝肾经。

5. 止血消积。

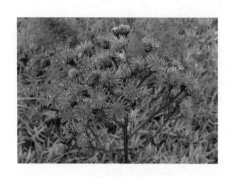

漏卢

草本多年根厚织，

簇生直茎不分枝。

圆形羽叶伸长柄，

瘦果红花各有期。

长在山坡荒土地，

春秋挖采莫违时。

性寒味苦归经胃，

清热消炎壮骨肌。

漏卢

【释名】亦名野兰、荚蒿、鬼油麻。

【气味】（根、苗）咸、寒、无毒。

【主治】

腹内蛔虫、冷劳泄痢。

产后带下、乳汁不下。

背痈、白秃头疮。

【诗解】

1. 古方传承。

2. 野兰。

3. 春秋挖采。

4. 归胃经。

5. 清热消炎。

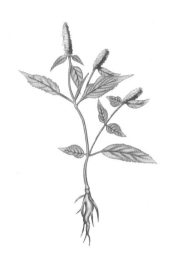

香薷

香薷

直茎分枝钝四棱，

披针绿叶背凸平。

紫花小穗挑轮伞，

坚果棕黄表面莹。

长在山坡荒草地，

夏秋收采晒青缨。

性温辛味归经肺，

发汗和中消肿宁。

【释名】香柔、香茸、香菜、蜜蜂草。

【气味】辛、微温、无毒。

【主治】

伤暑、水肿。

心烦胁痛、鼻血不止。

【诗解】

1. 古方传承。

2. 香菜。

3. 夏秋收采。

4. 归肺经。

5. 发汗消肿。

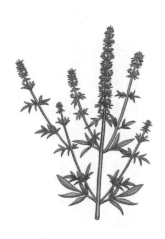

假苏

直茎分枝山霍香，

叶形三角面白黄。

齿锥花瓣唇边紫，

坚果三棱皮褐苍。

长在宅旁荒草地，

夏秋割取晒干藏。

性凉辛味归脾肺，

活血疏风治外伤。

假苏

【释名】姜芥、荆芥、鼠萤。

【气味】（茎、穗）辛、温、无毒。

【主治】

风热牙痛、小儿惊症。

一切偏风、中风口噤。

产后中风、产后血眩。

产后下痢、吐血不止。

【诗解】

1. 古方传承。

2. 荆芥。

3. 夏秋收采。

4. 归脾肺经。

5. 活血疏风。

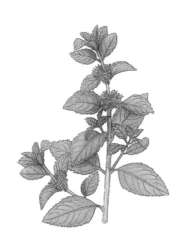

薄荷

草本多年根茎长，

对生青叶喜阳光。

唇形花朵色泽紫，

果粒银丹有异香。

长在河边湿润地，

春秋收采未经霜。

味辛凉性入肝肺，

行气疏风治口疮。

薄荷

【释名】菝活、蕃荷菜、吴菝活、
南薄荷、金钱薄荷。

【气味】（茎叶）辛、温、无毒。

【主治】

清上化普、眼睑红烂。

瘰疬、鼻血不止。

血痢不上、火毒成疮。

【诗解】

1. 古方传承。

2. 番荷菜。

3. 春秋收采。

4. 归肝肺经。

5. 行气疏风。

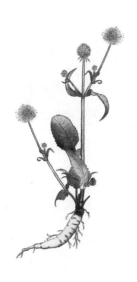

续断

直茎分枝根细长，

对生羽叶裂中央。

黄白花冠柱头短，

瘦果形圆淡褐装。

长在路旁山野地，

采挖宜在见秋凉。

微温辛苦归肝肾，

续折强筋治损伤。

续断

【释名】亦名属折、接骨、龙豆、
南草。

【气味】（根）苦、微温、无毒。

【主治】

妊娠胎动、产后诸疾。

打伤，闪了骨节。

【诗解】

1. 古方传承。

2. 龙豆。

3. 秋季挖采。

4. 归肝肾经。

5. 续折强筋。

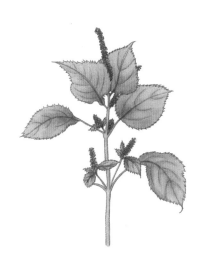

苏

直茎分枝棱钝边，

对生羽叶短宽尖。

紫红花冠张轮伞，

坚果如球披褐斑。

广泛栽培荒野地，

采摘收获在秋天。

性温辛味归脾肺，

发表和营能散寒。

苏

【释名】紫苏、赤苏、桂荏。

【气味】（茎、叶）辛、温、无毒。

【主治】

伤寒气喘、劳复食复。

霍乱用满、跌伤出血。

疯狗咬伤、乳痈肿痛。

【诗解】

1. 古方传承。

2. 紫苏。

3. 秋天收采。

4. 归脾肺经。

5. 发表散寒。

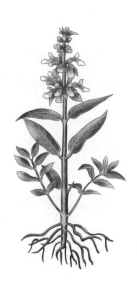

水苏

【释名】鸡苏、香苏、龙脑薄荷、芥苴。

【气味】（茎、叶）辛、微温、无毒。

【主治】

吐血、下血。

吐血咳嗽、鼻血不止。

鼻渊、风热头痛。

突然耳聋、头生白屑。

水苏

草本匍匐茎四棱，

披针圆叶柄鲜明。

粉红花冠生端顶，

坚果无毛色褐棕。

长在低洼湿土地，

采集收获越秋冬。

性温辛味归肝肺，

解表祛风止血崩。

【诗解】

1. 古方传承。

2. 香苏。

3. 秋冬收采。

4. 归肝肺经。

5. 解表祛风。

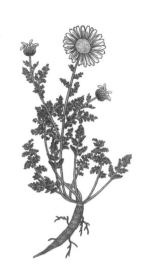

菊

草本多年女茎株，

披针叶片柄基粗。

多层花朵靓风采，

瘦果干巴颗粒无。

长在园林肥沃土，

晚秋十月晒金珠。

性凉甘苦入肝肺，

清热疏风能解毒。

菊

【释名】节华、女节、女华、女茎、日精、更生、傅延年、金蕊、阴成、周盈。

【气味】（花）苦、平、无毒。

【主治】

　　风热头痛、膝风痛。

　　病后生翳、妇女阴肿。

【诗解】

1. 古方传承。

2. 日精。

3. 十月收采。

4. 归肝肺经。

5. 清热疏风。

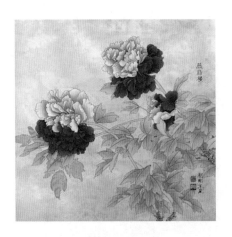

燕脂

草本多年红燕脂，

披针蓟叶立株直。

蓝花似蒲分枝茎，

染粉成型多用途。

生长北方荒野地，

采集宜在蕊开初。

温平甘味无毒性，

活血松肌解痘荼。

燕脂

【释名】亦名赦。

【气味】甘、平、无毒。

【主治】

防痘入目、痘疮倒陷。

【诗解】

1. 古方传承。

2. 赦。

3. 无花初期收采。

4. 味甘温平。

5. 活血松肌。

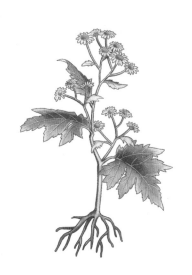

野菊

山菊芬芳香气浮，

互生叶羽面毛疏。

小花舌状淡黄色，

瘦果狭长基部突。

长在丘陵荒野地，

夏秋收采晒全株。

性平辛苦归肝肾，

清热调中能解毒。

野菊

【释名】苦薏。

【气味】（根、叶、茎、花）苦、辛、温、有小毒。

【主治】

无名肿毒、天泡湿疮。

【诗解】

1. 古方传承。

2. 苦薏。

3. 夏秋收采。

4. 归肝肺经。

5. 清热解毒。

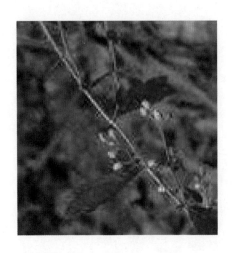

淹闾

【释名】覆闾。

【气味】（籽）苦、微寒、无毒。

【主治】

      瘀血不散、月经不通。

淹闾

老茎高挑粗壮生，

菊形薄叶四边棱。

小花开放初七月，

细子结实似艾星。

长在林缘荒草地，

深秋摘采晒干青。

微寒苦味无毒性，

消肿清淤调月经。

【诗解】

1. 古方传承。

2. 覆闾。

3. 深秋收采。

4. 微寒味苦。

5. 消肿清淤。

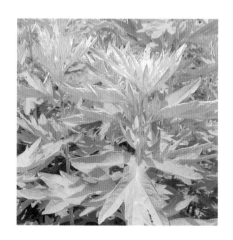

艾

艾

直茎分枝木质轻，
互生单叶岁枯荣。
顶端花冠呈红色，
瘦果形圆秋季成。
长在林缘荒草地，
春来三月采株丛。
性辛味苦归肝肾，
止血温经治漏崩。

【释名】 冰台、医草、黄草艾蒿。

【气味】 苦、微温、无毒。

【主治】

流行伤寒、妊中作寒。
中风口歪、中风口噤。
咽喉肿痛、癫痫诸风。
蛔虫病、白痢、久痢。

【诗解】

1. 古方传承。

2. 冰台。

3. 春季收采。

4. 归肝肾经。

5. 止血温经。

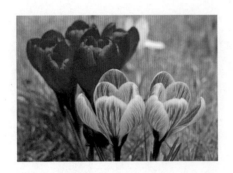

番红花

草本多年球茎粗，

长条绿叶鞘突出。

卵形花朵呈红色，

蒴果椭圆赛玉珠。

原产欧洲传引种，

清晨摘采柱头菇。

性平甘味舒肝胃，

活血安神能解毒。

番红花

【释名】亦名消夫蓝、撒法即。

【气味】甘、平、无毒。

【主治】

心忧郁积、气闷不散。

活血、亦治惊悸。

【诗解】

1. 古方传承。

2. 消夫蓝。

3. 清晨摘采。

4. 归肝胃经。

5. 活血安神。

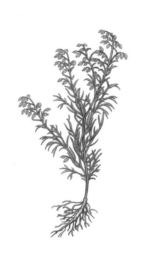

茵陈蒿

直立分枝茎紫颜，

卵形羽叶绿边缘。

杂花蕊朵细如管，

瘦果无毛表面圆。

长在山坡沙砾地，

春苗三寸采新鲜。

性辛味苦入肝肾，

行滞宽膈能化痰。

茵陈蒿

【气味】（茎、叶）苦、平、微寒、
无毒。

【主治】

大热黄疸、遍身风痒。

疬疡风病、风疾挛急。

遍身典疸、眼热红肿。

【诗解】

1. 古方传承。

2. 白蒿。

3. 春秋收采。

4. 归脾胃肝经。

5. 清湿利胆。

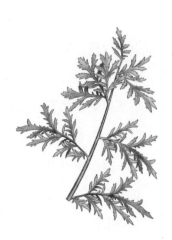

青蒿

直茎分枝草本鲜，

三回羽叶绿条尖。

黄花开放形如管，

果籽光滑表面圆。

长在河边山野地，

夏秋割采晾阴干。

性寒辛苦归肝胆，

清热除蒸截疟源。

青蒿

【释名】草高、方溃、牵、狓蒿、香蒿。

【气味】叶、茎、根、子：苦、寒、无毒。青蒿子：气味、甘、冷，无毒。

【主治】

虚劳盗汗、烦热口干。

疟疾寒热、温疟。

赤白痢、酒痔便血。

牙齿肿痛、鼻中息肉。

【诗解】

1. 古方传承。

2. 香蒿。

3. 夏秋收采。

4. 归肝胆经。

5. 清热截疟。

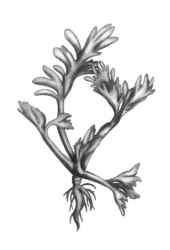

白蒿

直茎分枝木质桩，

互生叶片羽开张。

细花黄色能结籽，

瘦果圆形表面光。

长在河边荒草地，

夏秋收采晾干藏。

辛平味苦无毒性，

益气祛寒治恶疮。

白蒿

【**释名**】由胡、蒌蒿、蘩。

【**气味**】（苗、根）甘、平、无毒。

【**主治**】

　　风寒湿痹、恶疮癞疾。

　　夏月暴痢等。

　　能杀河豚鱼毒。

【**诗解**】

1. 古方传承。

2. 蒌蒿。

3. 夏秋收采。

4. 辛平味苦。

5. 益气祛寒。

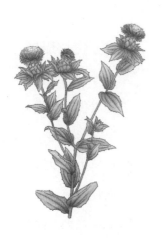

红蓝花

【释名】亦名红花、黄蓝。

【气味】（花）辛、温、无毒。

【主治】

  风疾兼腹内血气痛。

  一切肿疾、喉痹壅塞。

  胎死腹中，或胎衣不下。

  产后血晕、耳出水。

红蓝花

直茎高挑枝杆粗，

春生蓝叶刺突出。

夏开花朵色鲜艳，

果豆光滑如赤珠。

栽种沙壤山野地，

采收宜在种成熟。

辛温甘苦无毒性，

活血通经化滞瘀。

【诗解】

1. 古方传承。

2. 红花。

3. 种子成熟收采。

4. 辛温甘苦。

5. 活血通经。

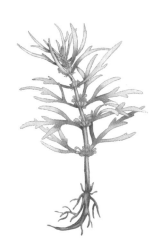

茺蔚（益母草）

直茎分枝坤草萱，

对生叶片略呈圆。

唇形花冠撑轮伞，

坚果三棱色褐颜。

长在田边荒野地，

苗期初夏采干鲜。

寒辛味苦无毒性，

活血调经治肾炎。

茺蔚（益母草）

【释名】益母、益明、贞蔚、推、野天麻猪麻、郁臭草、苦低草、夏枯草、土质汗。

【气味】（子）辛、甘、微温、无毒。（茎、叶）辛、微温、无毒。（花）微苦、甘、无毒。（根）甘、无毒。

【主治】

产后晕眼黑、赤白痢。

小儿疳痢、痔疮下因。

各种痈疮、喉闭肿痛。

【诗解】

1. 古方传承。

2. 益母。

3. 初夏收采。

4. 味苦寒辛。

5. 活血调经。

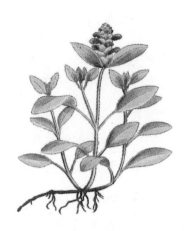

夏枯草

方茎匍匐铁线根，

对生叶片状披针。

紫白花冠戴风帽，

坚果三棱色褐深。

长在山坡荒草地，

半枯夏日采干身。

性寒辛苦归肝胆，

清热消炎治眩晕。

夏枯草

【释名】夕句、乃东、燕面、铁色草。

【气味】（茎、叶）苦、辛、寒、无毒。

【主治】

肝虚目痛、赤白带下。

打伤、刀伤。

汗斑白点、瘰疬。

【诗解】

1. 古方传承。

2. 铁色草。

3. 夏季采收。

4. 归肝胆。

5. 清热消炎。

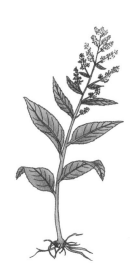

刘寄奴草

【释名】金寄奴、乌藤菜。

【气味】苦、温、无毒。

【主治】

大小便血。

打伤瘀血，伤及腹内。

汤火伤、赤白痢。

刘寄奴草

草本多年根茎长，

无毛绿叶卵形张。

黄白花冠串成穗，

蒴果椭圆籽粒香。

生在荒坡河岸地，

夏秋收采晒干藏。

性温味苦无毒素，

破血通经能敛疮。

【诗解】

1. 古方传承。

2. 金寄奴。

3. 夏秋收采。

4. 性温味苦。

5. 破血通经。

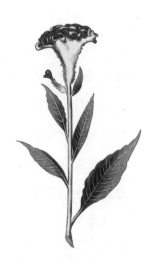

鸡冠花

全体无毛粗茎擎，

互生单叶卵圆形。

紫红鸡冠色泽艳，

种子发光灿亮星。

广泛栽培温暖带，

采摘宜在杆枯荣。

性凉味苦归肝肾，

退热清风止血崩。

鸡冠花

【气味】（苗、子、花）甘、凉、无毒。

【主治】

　　　　吐血不止、便血。

　　　　痔久转瘘、下血脱肛。

　　　　月经不止、产后血痛。

【诗解】

1. 古方传承。

2. 鸡公花。

3. 秋季收采。

4. 归肝大肠经。

5. 收敛止血。

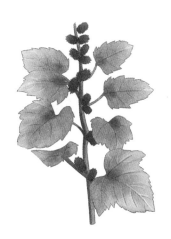

呆耳

【释名】亦名胡、常思、苍耳、卷耳、爵耳、猪耳、耳、地葵、羊负来、道人头、进贤菜、喝起草、野茄、缣丝草。

【气味】（实）甘、温、有小毒。
（茎、叶）苦、辛、微寒、有小毒。

【主治】

久疟不愈、风湿挛痹。

牙痛、鼻渊流涕。

肿毒疔疖，无头恶疮。

诸风头晕、痔疮。

呆耳

苍耳多年本草枝，

常思绿叶野缣丝。

成熟蒴果裹尖刺，

小朵黄花开放迟。

生长山坡荒土地，

采收宜在夏秋时。

性温辛苦归经肺，

止痛杀虫能去湿。

【诗解】

1. 古方传承。

2. 苍耳。

3. 夏秋收采。

4. 归肺经。

5. 止痛杀虫。

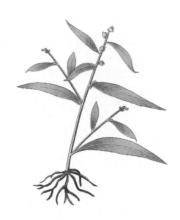

天名精

直茎分枝臭草芜，
圆形绿叶卷毛疏。
双层花冠淡黄色，
瘦果多沟短喙出。
长在荒坡山野地，
中秋收采晒干株。
性寒辛苦入肝肺，
清热祛痰能解毒。

天名精

【释名】亦名天蔓菁、天门精、地菘、
玉门精、麦句姜、蟾蜍兰、蛤蟆蓝、
蚵草、豕首、彘颅、活鹿草、刘草、
皱面草、母猪芥。果实名鹤虱，根
名杜牛膝。

【气味】（叶、根）甘、寒、无毒。

【主治】

咽喉肿塞，痰涎壅滞。

风毒瘰疬、疔疮肿毒。

蛔虫、蛲虫。

【诗解】

1. 古方传承。

2. 地菘。

3. 中秋收采。

4. 归肝肺经。

5. 清热祛痰。

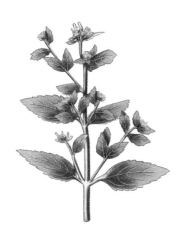

希莶

直茎分枝毛梗粗，

三层绿叶下干枯。

卵圆花冠淡黄色，

瘦果灰棱环状突。

生长灌丛荒草地，

采收宜在夏花初。

性寒辛苦归肝肾，

清热通经能解毒。

希莶

【释名】亦名希仙、火锨草、猪膏母、虎膏、狗膏、黏糊菜。

【气味】苦、寒、有小毒。一说：辛、苦、平、无毒。

【主治】

中风、风寒下泻。

痈疽肿毒、疔疮发背。

【诗解】

1. 古方传承。

2. 黏糊菜。

3. 夏季收采。

4. 归肝肾经。

5. 清热通经。

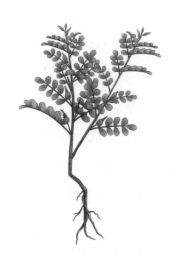

狼牙

直茎分枝灌木高，

互生复叶绿颜娇。

蝶形花冠紫红色，

黄果柔毛种子包。

长在田边荒草地，

采集秋季晒干梢。

性平苦涩归肝肺，

止血消炎治扁桃。

狼牙

【释名】牙子、狼齿、狼子、犬牙、
抱牙、支兰。

【气味】（根）苦、寒、无毒。

【主治】

刀伤、尿血。

寸白虫、妇女阴痒。

妇女阴蚀、停耳出汁。

【诗解】

1. 古方传承。

2. 支兰。

3. 秋季收采。

4. 归肝肺经。

5. 止血消炎。

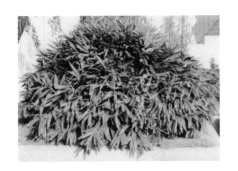

箬

【释名】 箬，音若。亦名辽叶。

【气味】 (叶)甘、寒、无毒。

【主治】

> 肺壅、流鼻血。
>
> 月经不止、肠风便血。
>
> 小便不通、妇女吹乳。

箬

灌木植株圆筒光，

披针绿叶小枝长。

鲜花蕊朵色泽紫，

颖果形如麦穗芒。

长在山坡荒野地，

一年四季可收藏。

性凉甘苦能和胃，

降逆排毒治烫伤。

【诗解】

1. 古方传承。

2. 辽叶。

3. 四季可采。

4. 性凉甘苦。

5. 和胃排毒。

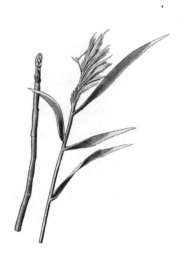

芦

根茎发达禾草丛，

高擎直杆叶青葱。

芦花飞雪好风景，

颖果成熟份量轻。

旺长河湖湿涝地，

采收之季在秋冬。

味甘寒气无毒性，

清热生津治肺痈。

芦

【释名】亦名苇、葭。花名蓬，笋名（音拳）。初生的苇叫葭，未开花时叫芦，长成后叫苇。

【气味】（根）甘、寒、无毒。（笋）小苦、冷、无毒。(茎、叶)甘、寒、无毒。(蓬)甘、寒、无毒。

【主治】

骨蒸肺痿、反胃上气。

霍乱烦闷、吐血不止。

肺壅咳嗽，微热。

背疮溃烂、诸般血病。

【诗解】

1. 古方传承。

2. 苇。

3. 秋冬收采。

4. 味甘气寒。

5. 清热生津。

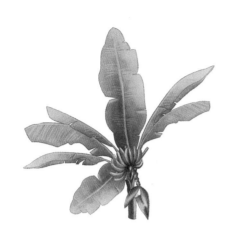

甘蕉

高大植株粗壮身，

张扬绿叶遮林阴。

花开当顶色红紫，

浆果三棱无柄伸。

热带田园生长旺，

一年四季采蕉根。

大寒甘涩无毒性，

清热消痈降血沉。

甘蕉

【释名】亦名芭蕉、夭苴、芭苴。

【气味】甘、大寒、无毒。

【主治】

一切肿毒。

流动性红色风疹。

风火牙痛及虫牙痛。

消渴，骨节烦热。

血淋涩痛、肿毒初发。

【诗解】

1. 古方传承。

2. 芭蕉。

3. 四季可采。

4. 干涩大寒。

5. 清热消痈。

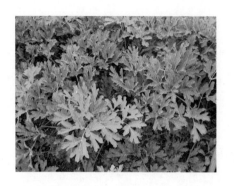

防葵

梨盖房葵草本棵，

黑黄茎叶舞婆娑。

白花绽放色鲜艳，

农果狼毒祛百邪。

长在山坡荒野地，

采根为药晒杆结。

辛寒性味归肝肾，

益气填精能止咳。

防葵

【释名】房苑、梨盖、利茹。

【气味】（根）辛、寒、无毒。

【主治】

　　肿病、癫狂邪疾。

　　伤寒动气。

【诗解】

1. 古方传承。

2. 梨茹。

3. 三月收采。

4. 归肝肾经。

5. 益气填精。

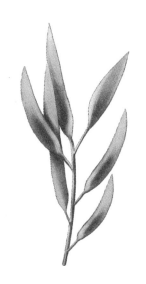

蘘荷

【释名】亦名覆葅、草、葍、葴、
嘉草。

【气味】(根)辛、温、有小毒。(叶)
苦、甘、寒、无毒。

【主治】

　　吐血、痔血。

　　月经不调、受寒声哑。

　　伤寒时症、杂物入目。

蘘荷

草本多年根茎长，

披针叶片绿汪汪。

白花绽放紫苞外，

繁茂丛生似老姜。

长在水边阴涝地，

夏秋收采易收藏。

辛温甘苦有毒性，

止血调经治烂疮。

【诗解】

1. 古方传承。

2. 嘉草。

3. 夏秋收采。

4. 辛苦有毒。

5. 止血调经。

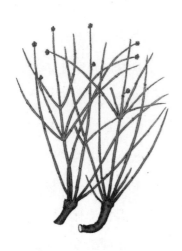

麻黄

【释名】亦名龙沙、卑相、卑盐。

【气味】（茎）苦、温、无毒。（根节）甘、平、无毒。

【主治】

流行热病、伤寒黄疸。

黄肿、脉沉、小便不利。

风痹冷痛、心下悸病。

盗汗、阴汗。

诸虚自汗、阴囊湿疮。

麻黄

木质匍茎卧土中，

鞘形鳞叶细如绳。

雌雄花蕊生枝顶，

种子成熟浆果红。

长在山间石壁缝，

宜于秋季采干青。

辛温味苦入肠肺，

发汗驱邪主中风。

【诗解】

1. 古方传承。

2. 龙沙。

3. 秋季收采。

4. 归肠肺经。

5. 发汗驱邪。

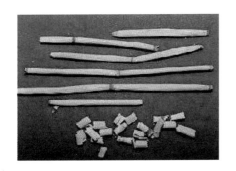

木贼

【气味】(茎)甘、微苦、无毒。

【主治】

目昏多泪、急喉痹塞。

血痢不止、泻血不止。

肠痔下血、大肠脱肛。

妇女血崩、月经不净。

胎动不安、小肠疝气。

木贼

笔筒高挑根茎直，

表皮绿色不分枝。

披针鞘齿棕黑色，

囊穗抽出孢子衣。

长在水边荒草地，

夏秋收采晒干湿。

性辛甘苦归肝肺，

散热驱风治疟疾。

【诗解】

1. 古方传承。

2. 千峰草。

3. 夏秋收采。

4. 归肺胆肝经。

5. 疏风散热。

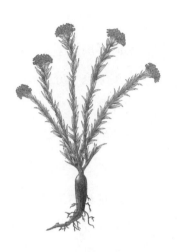

狼毒

【气味】（根）辛、平、有大毒。

【主治】

心腹前、腹中冷痛。

寄生虫病、干湿虫疥。

积年疥癞、恶疾风疮。

狼毒

多年草本茎丛生，

单叶无毛狭卵形。

花冠紫黄开裂片，

扁球蒴果褐光莹。

高山荒地能成长，

秋季挖根最上乘。

辛苦大毒平性味，

散结逐水可杀虫。

【诗解】

1. 古方传承。

2. 狼毒大戟根。

3. 春秋挖采。

4. 归肝脾经。

5. 散结杀虫。

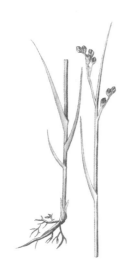

灯心草

【释名】 亦名虎须草、碧玉草。

【气味】 (茎、根) 甘、寒、无毒。

【主治】

伤口流血、鼻血不止。

喉痹、失眠、湿热黄疸。

灯心草

草本多年根茎横，

扁平叶鞘褐黑莹。

绿花聚伞生当顶。

蒴果胚珠分瓣呈。

长在沼泽湿涝地，

夏秋收采晒干青。

牲寒甘淡入肠肺，

降火清心利尿通。

【诗解】

1. 古方传承。

2. 虎须草。

3. 夏秋收采。

4. 归肠肺经。

5. 降火利尿。

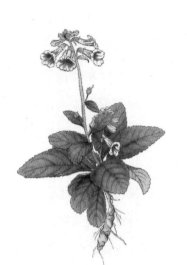

地黄

直茎白毛紫色身，

互生叶片柄延伸。

矩圆花冠开基部，

蒴果成熟种子匀。

长在山坡荒野地，

宜于秋季采鲜根。

性寒甘苦归肝肾，

清热生津能养阴。

地黄

【释名】亦名(音户)、芑(音起)、
地髓。

【气味】(生地黄)甘、寒、无毒。

(熟地黄)甘、微苦、微温、无毒。

【主治】

虚损、病后虚汗。

咳嗽唾血，痈疽劳瘵。

吐血便血、月经不止。

月经不调，久不受孕。

妊娠漏胎，下血不止。

【诗解】

1. 古方传承。

2. 芑。

3. 秋季收采。

4. 归肝肾经。

5. 清热生津。

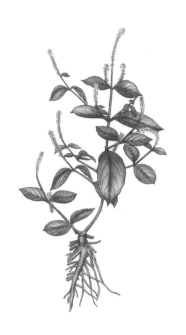

牛膝

直茎分枝四处伸，

对生叶片状披针。

小花绿色依长穗，

胞果光滑种子纯。

长在路旁山野地，

冬天挖采晒须根。

性平酸苦归肝肾，

引血通经治眩晕。

牛膝

【释名】亦名牛茎、百倍、山苋菜、
对节菜。

【气味】(根)苦、酸、平、无毒。

【主治】

　　劳疟积久、消渴不止。

　　妇女血病、胞衣不下。

　　产后尿血、喉痹乳蛾。

　　口舌疮烂、牙齿疼痛。

　　恶疮、痈疖已溃。

【诗解】

1. 古方传承。

2. 山苋菜。

3. 冬天挖采。

4. 归肝肾经。

5. 引血通经。

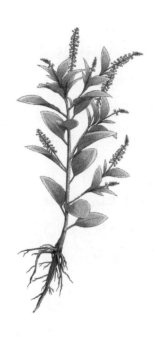

商陆

直茎分枝色紫红，

全缘侧脉叶互生。

顶开蕊朵无花瓣，

浆果成熟子扁平。

长在林缘湿润地，

秋冬收采晒根棱。

性寒味苦归脾肾，

平喘祛痰利便通。

商陆

【释名】逐汤、当陆、章柳、白昌、马尾，夜呼。

【气味】（根）辛、平、有毒。

【主治】

温气脚软、水气肿满。

腹中症结、产后腹大。

五尸注痛、石痈。

【诗解】

1. 古方传承。

2. 章柳。

3. 秋冬收采。

4. 归脾肾经。

5. 平喘祛痰。

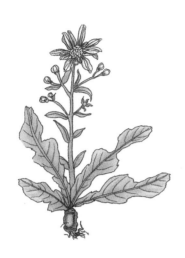

紫菀

紫菀

根壮横斜茎有棱，

尖端宽翅叶互生。

小花舌状紫红色，

瘦果长圆粗糙形。

长在阴坡荒草地，

春秋摘采晒干成。

辛温味苦无毒性，

润肺消痰咳喘平。

【释名】亦名青菀、紫茜、返魂草、夜牵牛。

【气味】（根）苦、温、无毒。

【主治】

肺伤咳嗽、久咳不愈。

吐血咳嗽、产后下血。

【诗解】

1. 古方传承。

2. 青菀。

3. 春秋摘采。

4. 辛温味苦。

5. 润肺平喘。

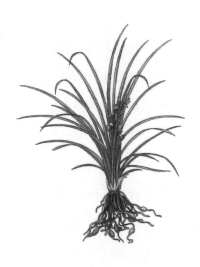

麦门冬

【释名】亦名冬、禹韭、禹余粮、忍冬、忍凌、不死草、阶前草。

【气味】（根）甘、平、无毒。

【主治】

消渴、吐血、鼻血。

齿缝出血、下痢口渴。

麦门冬

麦冬羊韭簇青墩，

叶片残基长线伸，

花穗披针呈紫色，

球形浆果暗蓝身。

长于林下潮湿地，

夏季收集须晒根。

味苦甘寒能治胃，

滋阴润肺益生津。

【诗解】

1. 古方传承。

2. 禹余粮。

3. 夏初收采。

4. 归肺、胃、心经。

5. 润肺生津。